L'ART DE CONSERVER LES DENTS.

Ouvrage utile & nécessaire, non seulement aux jeunes Gens qui se destinent à la Profession de Dentiste, mais encore à toutes les personnes qui veulent avoir les Dents belles & nettes.

Par le Sieur GERAUDLY, *Chirurgien-Dentiste, Valet de Chambre de S. A. S. Monseigneur le Duc d'*ORLEANS, *& seul Privilégié du Roy de France.*

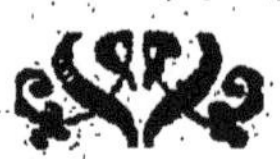

A PARIS,

Chez { L'Auteur, rue de Grenelle S. Honoré ET P. G. LE MERCIER, Imprimeur-Libraire ordinaire de la Ville, rue S. Jacques, au Livre d'Or.

M. DCC. XXXVII.

Avec Approbation & Privilege du Roy.

A MONSEIGNEUR LE DUC D'ORLEANS PREMIER PRINCE DU SANG.

ONSEIGNEUR,

Attaché dès ma plus tendre jeuneſſe au ſervice de Vo-

tre Auguste Famille, l'honneur qu'elle m'a fait de m'employer en qualité de Chirurgien-Dentiste, *est devenu pour moi un motif indispensable d'approfondir tout ce qui regarde cette Profession. La confiance que vous même,* MONSEIGNEUR, *avez bien voulu prendre en mes foibles talens, a redoublé l'ardeur que j'avois à m'instruire solidement d'un Art, si j'ose le dire, presqu'aussi peu connu, qu'il est généralement exercé. La plûpart de ceux qui s'y appliquent, sur tout dans les*

Provinces, se bornent à la Pratique, ou plûtôt à la simple Méchanique de l'Art; peu vont jusqu'à sa Théorie. Il n'est donc pas étonnant qu'ils ne puissent guérir, ni encore moins prévenir une infinité de maux, ou même de difformités qu'entraînent avec elles les Maladies des Dents. Avec une légere attention, avec des Remedes aisés & naturels, combien d'Opérations aussi douloureuses, que les suites en sont quelquefois désagréables, n'épargneroit-on pas souvent aux Riches comme aux Pauvres; c'est, MONSEIGNEUR, *ce qui m'a déterminé à rassembler tout ce que l'Etude & l'Expérience m'ont appris sur cette matiere, & je me suis flaté que mon Travail seroit de quelque utilité pour le Public. Un pareil objet annoblit tout; rien de ce qui peut y avoir quelque rapport, n'est indigne de l'attention d'un Prince qui ne retire d'autre avantage de sa Grandeur, que celui de faire le bien avec plus d'étendue, & avec plus d'autorité. Cette raison m'a fait prendre la liberté de placer votre Nom*, MONSEIGNEUR, *à la tête de ce petit Ouvrage. Je m'estimerois trop heureux si vous daignez le recevoir comme un hommage qui vous est dû, & comme une marque de la vive reconnoissance, & du profond respect avec lesquels j'ai l'honneur d'être*,

MONSEIGNEUR,

Votre très-humble très-obéissant & rrès-soumis Serviteur GERAUDLY.

PRÉFACE.

ARMI le grand nombre de Parties qui composent le Corps Humain, il n'y en a point qui mérite plus d'attention que les Dents. Elles sont le premier & le principal ouvrage de la Digestion. Elles percent, elles coupent, elles broyent les Alimens solides, qui sans cette forme seroient inutiles pour la nourriture de nos Parties. Non seulement elles contribuent le plus à la conservation de la ſanté, mais elles donnent encore une phiſionomie heureuſe, un ſon de parole agréable, une articulation aiſée & diſtincte, une haleine douce & un air gracieux, qui nous rend très-propre au commerce de la vie Civile.

C'eſt pour conſerver ce tréſor ſi néceſſaire, & ce don ſi précieux de la Nature, que je donne ce Traité au Public.

Les moyens que j'indique pour conſerver les Dents, ne ſont point bornés aux Remedes avec leſquels on pourra nétoyer les Dents, & en ſoutenir la beauté. J'entre auſſi dans le détail de tout ce qui convient de faire pour les nétoyer, les ſéparer les unes des autres, ôter leur Carie, les cautériſer, les plomber, les arranger, les raffermir, les arracher, les replacer dans une autre Bouche, & en ſubſtituer d'artificielles ; de ſorte que ceux qui ſe deſtinent à la Profeſſion que j'exerce, pourront profiter des lumieres que l'expérience de quarante années m'a acquiſe. Et tous les Particuliers, les Chefs de Famille & les Communautés y trouveront des ſecours propres à adoucir la douleur des Dents, à remédier à leurs Maladies, & conſerver les Dents des jeunes perſonnes qu'on a confiées à leurs ſoins.

Je diviſe ce Traité en trois Parties.

Dans la premiere, je conſidere les Dents dans leur état naturel.

La deuxiéme Partie renferme leurs Maladies & leurs Remedes.

La troiſiéme, enſeigne les moyens de les conſerver en bon état.

APPROBATIONS des Censeurs Royaux.

J'AI lû par ordre de Monseigneur le Garde des Sceaux un Manuscrit, qui a pour titre : *L'Art de conserver les Dents, &c.* & j'ai cru que cet Ouvrage pouvoit être utile au Public. A Paris, ce premier Décembre 1736.

Signé, CASAMAJOR.

J'AI lû par ordre de Monseigneur le Garde des Sceaux un Manuscrit, intitulé : *L'Art de conserver les Dents, &c.* j'ai jugé cet Ouvrage digne de l'Impression. A Versailles, le 8 Décembre 1736.

Signé, LAPEYRONIE.

L'ART

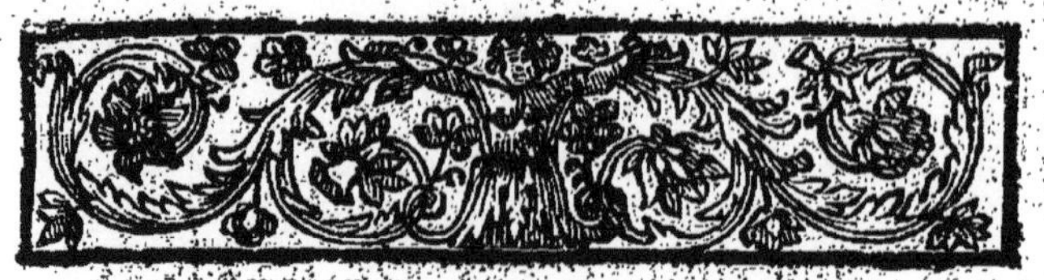

L'ART DE CONSERVER LES DENTS.

PREMIERE PARTIE.

De la Phisiologie des Dents.

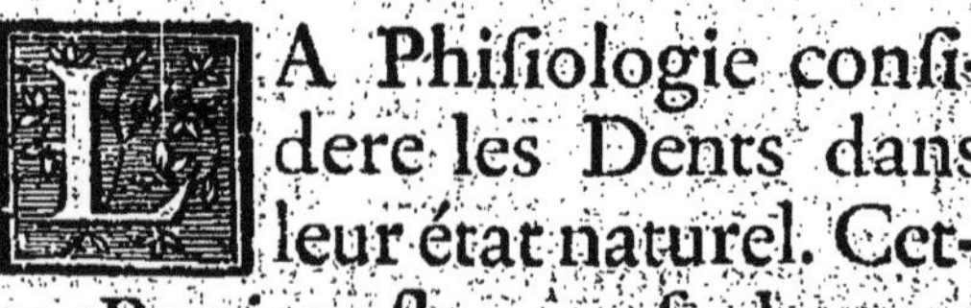

LA Phisiologie considere les Dents dans leur état naturel. Cette Partie est non seulement curieuse, elle est encore utile & nécessaire pour l'intelligence des deux autres. Nous tâcherons d'être courts.

La nature des Dents, leur nombre, leur figure, leur accroissement, leur sortie hors de l'Alvéole & la chute des Dents de lait, feront la matiere de cette Partie, & seront les sujets des Chapitres suivans.

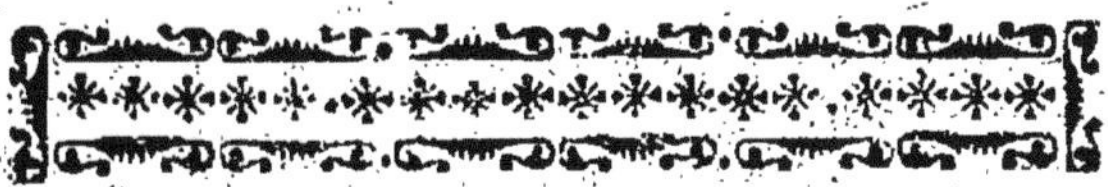

CHAPITRE I.

De la nature des Dents.

LEs Dents sont des especes de petits os de différentes figures, mais les plus durs, les plus solides & les plus blancs du Squelette.

Elles sont enchassées dans

leurs Alvéoles, & jointes par une espece d'Articulation immobile, que les Anatomistes appellent Gomphose.

On distingue dans les Dents deux portions : l'une est hors de l'Alvéole, on l'appelle Couronne, ou Corps de la Dent ; l'autre portion est cachée dans l'Alvéole, on la nomme Racine.

Le dehors du Corps de la Dent est d'une substance serrée, blanche, polie & luisante, qu'on appelle Email. Il est mol dans le Fœtus, & composé de Filamens perpendiculaires, qui s'élevent de la surface de la substance interne, ce n'est que de petits Vaisseaux où se dépose la matiere plâtreuse.

Mais dans les Adultes ce Vernis est d'une dureté égale à celle des corps les plus compacts & les plus durs. Sans cela le frottement des alimens, l'impression de l'air & l'action de la Salive auroient corrompu les Dents. Il n'y a que le frottement des unes contre les autres, celui de la lime & l'action des liqueurs corrosives qui puissent les détruire.

L'intérieur de la Dent n'est qu'osseux, aussi-bien que toute sa Racine; elle est composée de Lames osseuses de même que les autres Os, & revêtue d'un Périoste très-sensible; il vient de la Membrane qui couvre les Gencives, & qui tapisse la Bouche.

Il y a de petits trous qui donnent entrée aux Nerfs, mais ils sont fermés dans les vieilles personnes.

Les Dents ont comme les autres parties, des Artéres & des Veines. Les deux Troncs des Artéres Carotides externes leurs fournissent des Rameaux Artériels. Ces Rameaux leur portent du sang que les Veines apportent dans les Jugulaires. Ces Vaisseaux sont toujours accompagnés de Rameaux de Nerfs de la cinquiéme Paire, qui en envoyent aussi aux Joues, aux Gencives & aux Muscles du Visage. Ainsi chaque Racine a son Rameau d'Artéres, de Veines & de Nerfs.

Voilà ce qui regarde la

nature des Dents en général : parlons de leur nombre & de leur figure.

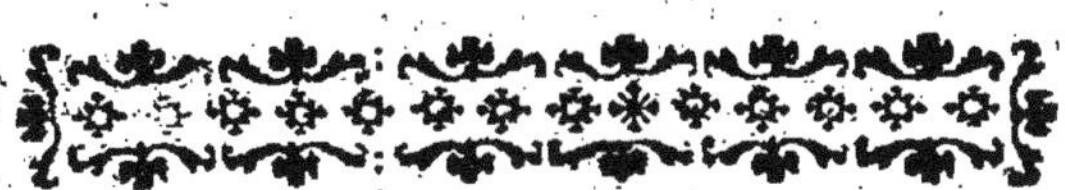

CHAPITRE II.

Du nombre des Dents & de leurs figures.

LE nombre des Dents eſt borné dans chaque ſujet, les Dents étant comme les autres parties du corps renfermées dans le Germe ; mais le Germe des Dents de chaque ſujet, ne renferme pas toujours le même nombre, puiſqu'on voit ſouvent des Mâchoires de perſonnes adultes n'avoir que vingt-huit

Dents. Ordinairement on en trouve trente-deux, il est rare d'en voir davantage: ainsi chaque Mâchoire a seize Dents, qu'on divise en trois Classes.

La premiere Classe renferme les Incisives, ainsi appellées du mot Latin, *Incidere*, couper, parce qu'elles servent à cet usage.

Ces huit Dents sont placées au-devant de la Bouche. Les quatre Dents de la Mâchoire supérieure, sont plus larges que celles de la Mâchoire inférieure. Leurs tranchans se rencontrent, & ne font qu'une même ligne.

Les Racines des Incisives sont longues & applaties du côté des Dents voisines; mais elles ſont étroites antérieurement & poſtérieurement, & ſe terminent peu à peu en pointe au fond de l'Alvéole.

La ſeconde Claſſe renferme les Canines, ainſi appellées, parce qu'elles reſſemblent à celles des Chiens; elles ſont un peu pointues & arrondies, afin qu'elles s'enfoncent facilement dans les alimens durs; elles ſont au nombre de deux à chaque Mâchoire, c'eſt-à-dire, une de chaque côté; elles ſéparent les Molaires d'avec les Inciſives.

Les Canines de la Mâchoire ſupérieure s'appellent auſſi Oeilleres, parce que les Nerfs qui ſervent au mouvement des Yeux, fourniſſent quelques Filets à leurs Racines. Celles-ci sont ordinairement plus grosses, plus épaisses, plus longues & plus pointues que les Racines des Dents Incisives. Quelquefois leur longueur va jusqu'à percer le fond du Sinus Maxillaire ; ainsi on ne doit les arracher qu'avec précaution, & dans un cas de nécessité.

Enfin les Dents de la troisiéme Classe sont les dix autres ; on les appelle Molaires, parce qu'elles font l'office de meule, & servent à briser les Alimens.

Les Molaires sont au nombre de cinq de chaque côté. On les distingue en petites Molaires & en grandes Molaires, parce que les deux premieres de chaque rang qui ſuivent les Canines, ſont plus petites que les trois ſuivantes.

La derniere de chaque Extrêmité des deux Mâchoires s'appelle Dent de Sageſſe, parce qu'elles ne paroiſſent que rarement avant l'âge de maturité, qui eſt vingt à vingt-cinq ans.

La ſurface des Molaires eſt dure, large & raboteuſe ; leur corps eſt fort épais, & a quatre parts, & un peu arrondies.

Les petites Molaires ont la Couronne moins groſſe que les autres ; elles n'ont d'ordinaire que deux pointes, quelquefois la deuxiéme en a trois.

La Couronne des groſſes

Molaires est taillée en trois, quatre ou cinq pointes; mais la derniere a souvent la Couronne plus arrondie, & avec moins de pointes.

Les Racines des petites Molaires paroissent simples, mais en les examinant on trouve que ce sont deux Racines unies.

Les grosses Molaires ont plusieurs Racines; la troisiéme en a trois, la quatriéme quatre; quelquefois la troisiéme en a quatre, la quatriéme en a cinq.

Souvent les Molaires de la Mâchoire supérieure ont plus de Racines que celles de la Mâchoire inférieure. La derniere grosse Molaire n'a quelquefois qu'une seule Racine.

C'est entre les Molaires supérieures & les inférieures qui se pressent & glissent les unes sur les autres, que les Alimens se broyent comme sur une meule de Moulin. Elles sont exposées à toute la force du Levier de la Mâchoire, autrement il eût été impossible d'écraser les matieres dures.

Voilà ce qui regarde le nombre & la figure des Dents.

CHAPITRE III.

De l'accroissement des Dents, & de leur sortie hors de l'Alvéole.

ON observe dans l'intérieur de l'Alvéole des

Fœtus & des Enfans nouveaux nés, un amas de matiere molle, glaireuse, blanchâtre, renfermée dans un sac membraneux, canelé & percé du côté qui répond au fond de l'Alvéole, qu'on appelle le Noyeau, la Coque, ou le Germe de la Dent.

Les petites Arteres sanguines déposent un Suc qui s'augmente insensiblement, & qui par le mouvement des Arteres allonge les Fibres du Germe, & lui sert de nourriture. Car ce Suc s'assimile avec ses Fibres, & prend de la consistance & de la dureté.

L'accroissement des Dents se fait plus ou moins promptement, selon que les Sucs qui sont leur nourriture, sont plus ou moins bons.

Quand les Dents sont parvenues à sortir de leur Alvéole, elles poussent & levent la portion de la Gencive qui leur répond, y produisent des petites éminences, & la déchirent enfin pour s'élever & paroître dehors.

Si les Dents fussent venues en même-tems, les Enfans auroient succombé à une si grande douleur; mais la nature y a pourvû en la faisant passer à différens âges. Ces tems différens prennent le nom de Dentition.

La premiere Dentition s'observe depuis l'âge de deux, trois, quatre, cinq ou six mois, & finit à la deuxiéme

& troisiéme année. Il pousse d'abord une premiere Dent à la Mâchoire inférieure audevant de la Bouche, & peu de tems après une seconde à côté de la premiere. Ce sont les deux petites Incisives de la Mâchoire inférieure.

Quelques mois après paroissent les deux grandes Incisives de la Mâchoire supérieure presque dans le même tems; ensuite sortent l'une après l'autre, & à quelques mois de distance les deux grandes Incisives de la Mâchoire inférieure, & les deux petites Incisives de la Mâchoire supérieure.

Les deux Canines succedent ensuite à l'une & à l'autre Mâchoire. Après la sortie des Incisives & des Canines paroissent successivement, & à quelques mois de distance les petites Molaires, quatre à la Mâchoire supérieure, & quatre à la Mâchoire inférieure ; de sorte qu'à l'âge de deux ans ou environ, les Mâchoires des Enfans se trouvent garnies de vingt Dents.

La deuxiéme Dentition est vers la septiéme année, & produit les quatre premieres grosses Molaires, une à chaque Extrêmité des deux Mâchoires.

La troisiéme Dentition se fait vers la dixiéme, douziéme ou quatorziéme année, & produit quatre autres Molaires.

Enfin

Enfin, vers la vingtiéme année s'obſerve la quatriéme Dentition, où les quatre groſſes Molaires ſe manifeſtent, une à chaque Extrêmité des deux Mâchoires, ce qui compoſe en tout trente-deux Dents.

Cet ordre pour la ſortie des Dents eſt le plus ordinaire, mais il varie quelquefois.

CHAPITRE IV.

De la chute des Dents de Lait.

LEs Dents ſe conſervent ordinairement depuis leur ſortie juſqu'à ſept, huit ou dix ans ; on les appelle Dents de Lait. Elles ſont au nombre de vingt, dix à chaque Mâchoire ; ſçavoir, les deux petites Inciſives, les deux grandes Inciſives, les deux Canines & les quatre petites Molaires. Toutes ces Dents, depuis l'âge de ſept ans juſqu'à celui de quatorze ou quinze ans tombent & ſe renouvellent preſque ſans douleur, & à peu près dans le même ordre & dans le même tems qu'elles étoient venues la premiere fois. Cependant, j'ai vû ſouvent les deux Canines des deux Mâchoires tomber auparavant les deux autres.

Il y a des Dents, je veux dire des Inciſives & des Canines qui viennent à tout âge, comme les Dents de Sagesse. J'en ai vû plusieurs fois : mais ce sont de troisiémes Dents.

Quant à la cause qui produit la chute des Dents de Lait, les sentimens sont partagés. Les uns veulent que la portion de la Dent renfermée dans l'Alvéole, étant composée de Sucs analogues, & plus forts que les premiers Sucs qui ont formé la portion extérieure de la Dent de Lait, doit résister aux secousses & aux efforts de la Mastication que la portion extérieure ne peut soutenir.

Les autres veulent que chaque Alvéole qui renferme les Dents de Lait, ait deux Germes ; que celui qui est dessous ayant pris nourriture, pousse la premiere Dent produite par le premier Germe ; que celle-ci affermie & plus exposée aux efforts, s'ébranle, sort & cede sa place à celle qu'a produit le second Germe.

Comme il y a plusieurs Phœnoménes inexplicables par la premiere opinion, nous nous arrêterons à la seconde.

Ce que nous venons de dire sur l'état naturel des Dents, nous paroît suffire pour l'intelligence de leurs maladies, qui font l'objet de cette seconde Partie.

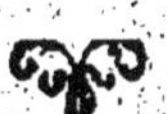

L'ART DE CONSERVER LES DENTS.

SECONDE PARTIE.

Des maladies des Dents.

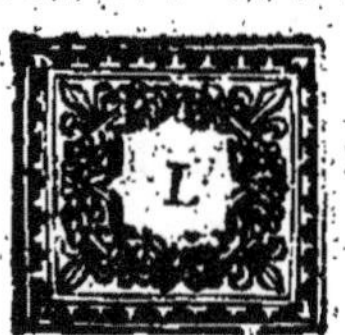

ES maladies des Dents sont des indispositions, dont la plûpart vont jusqu'à détruire leur substance, si l'on n'en arrête les progrès. Les accidens fâcheux qui leur ſurviennent, intéreſſent ſouvent les parties voiſines, & les parties voiſines à leur tour font ſentir aux Dents les triſtes effets de leur déſordre; auſſi voit-on peu de maux de Dents, ſans que les Gencives ſoient de la partie.

Comme donc l'Art de guérir ne conſiſte que dans la deſtruction des cauſes des maladies, la dépendance naturelle des maladies des Dents & des Gencives nous engage à parler des unes & des autres; ainſi elles feront le ſujet des Chapitres ſuivans.

Dans le premier, nous parlerons des maladies des Dents, proprement dites.

Dans le ſecond, nout traiterons de celles qui ſont propres des Gencives.

CHAPITRE I.

Des maux des Dents, ou de l'Odontalgie.

ON a donné le nom d'Odontalgie à la douleur qu'on souffre dans les maladies des Dents. On attribue cette douleur à l'inflammation du Périoste & des parties nerveuses des Dents ; elle se fait sentir non seulement à la Dent, mais même très-souvent aux parties voisines, & même à la Tête.

Cette Maladie est de tout âge, & inévitable aux petits Enfans. Comme leur délicatesse demande un traitement particulier proportionné à la foiblesse de leur tempérament, nous diviserons ce Chapitre en deux Articles.

Dans le premier, nous traiterons de la douleur des Dents des petits Enfans.

Dans le second Article, nous parlerons de celles des Adultes.

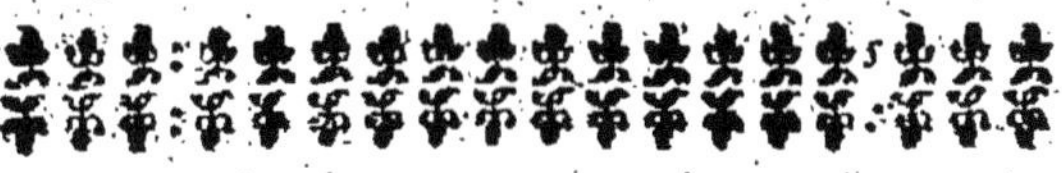

ARTICLE I.

De la douleur des Dents des petits Enfans.

IL n'y a point de maladie qui expose les petits Enfans à tant d'accidens, que la sortie des Dents.

Cause. L'Inflammation la plus cruelle

cruelle qu'ils puissent souffrir dans un âge si délicat & si tendre, le déchirement des Fibres nerveuses des Gencives & de la Membrane de l'Alvéole, leur causent de si grandes douleurs, qu'ils sont souvent en danger de la vie.

Diagnostic.

Ils ne ressentent d'abord qu'une légere démangeaison des Gencives à l'endroit où les Dents doivent percer; ensuite on y apperçoit un gonflement, qui est bien-tôt suivi de l'inflammation. Les Gencives sont tendues, les parties voisines se tuméfient, les Amigdales, & quelquefois les Parotides s'engorgent.

Dans un si triste état, il n'est pas surprenant que les Enfans portent leur main dans leur Bouche, qu'il leur ſurvienne des Diarrhées, des Vomiſſemens, des Fiévres, des Inſomnies & des Convulſions; car les Rameaux nerveux des Joues & des Gencives qui viennent du Nerf des Dents étant contractés dans la douleur, laiſſent couler dans leurs Inteſtins beaucoup de liqueur qui y cauſent des inflammations.

De même la huitiéme Paire de Nerfs qui communiquent dans la Bouche avec la cinquiéme, & l'Intercoſtal qui vient de cette derniere Paire, contractent les Extrêmités Artérielles des Inteſtins, & produiſent les Diarrhées. Mais ſi la Contraction eſt forte au point de tout boucher, il surviendra des Fiévres, des Vomissemens & des mouvemens épileptiques. Au reste, si les Simptômes ne sont point de longue durée, ou s'ils laissent des intervalles considérables à un Enfant, d'ailleurs bien constitué, la sortie des Dents se fait sans péril ; mais si les Dents sont long-tems à sortir, ou s'il en perce trop à la fois, les Simptômes deviennent fâcheux, les forces de l'Enfant dépérissent ; & ne pouvant supporter le poids de tant de maux, il succombe à la douleur.

Les Dents Canines supérieures, appellées vulgairement Oeilleres, font souffrir davantage que les autres Incisives, à cause de leur grosseur.

Les Molaires présentant une surface plate, ne sçauroient percer sans causer une grande douleur; elles sont quelquefois si violentes, qu'elles causent la mort; ce qui arrive souvent quand les Molaires percent trop tard: car les Gencives ayant acquis plus de dureté, font plus de résistance, & les Dents les brisent plus difficilement.

Cure. Le but qu'on doit se proposer dans cette maladie est,

1°. De prévenir les fâcheux accidens qui ont coutume d'accompagner la sortie des Dents.

2°. De faciliter cette éruption.

La premiere indication s'accomplit, 1°. Par un régime de vivre doux & humectant, que la Nourrice doit observer en lui faisant prendre des nourritures capables de tempérer son Lait.

2°. Par la liberté du Ventre de l'Enfant, en lui donnant des Lavemens d'une Décoction émolliente, à laquelle on peut ajoûter une demie once d'Huile d'Amande douce, & une once de Miel Violat.

On peut aussi le purger avec une once de Sirop de Chicorée composée de Rhubarbe, ou bien avec une once de Manne fondue dans deux onces d'Eau commune, & une demie once d'Huile d'Amande douce, qu'on fait prendre par cuillerée à l'Enfant.

Pour remplir la seconde Indication,

1°. On ramollit les Gencives par quelque Sirop ou quelques Gargarismes rafraîchissans, dans lesquels on trempe un petit linge qu'on porte chaudement sur les Gencives.

Par exemple, on prend quelques Racines de Guimauve, un peu d'Orge & de Miel blanc qu'on fait bouillir jusqu'à certaine épaisseur, & qu'on garde pour l'usage. Au lieu de linge, on peut mouiller une Racine de Réglisse, préparée de cette sorte. On la fait bouillir un peu dans l'eau pour en ôter le goût ; ensuite on la ramollit par quelques petits coups de marteau.

Quand on veut s'en servir, il faut en faire tremper le bout dans la Décoction ci-dessus un peu chaude, on la donne à mâcher à l'Enfant plusieurs fois par jour.

La Racine de Luzerne est encore au-dessus de celle de Réglisse, à cause de son Suc gluant, qui est beaucoup plus émollient. Il suffiroit même pour s'en servir, qu'elle trempât dans l'eau chaude; mais elle est meilleure, quand elle est préparée comme celle de la Réglisse. J'ai toûjours soin d'en avoir de préparée, que je conserve pour l'usage. D'autres se servent d'une Racine de Guimauve trempée dans l'Huile d'Amande douce & le Sirop de Capillaire, ou le Sirop Violat, ou dans le Sang de la Crête d'un Coq.

Mais si les Gencives sont trop dures & trop épaisses, & qu'elles rendent les Remedes inutiles, il faut avoir recours à l'opération; mais dans le tems que la Dent fait beaucoup d'efforts pour se faire passage, ce qu'on apperçoit à la blancheur & à l'élévation des Gencives. On fait alors une incision cruciale directement au-dessus de la Dent qui va percer, & proportionnellement à son volume. Il faut ensuite laver la playe avec du Vin chaud, un peu de Sucre & de Canelle; on la baſſinera deux ou trois fois par jour.

On a coutume de mettre quelques jaunes d'Oeufs dans la bouillie de l'Enfant.

Cette opération, que je fais aſſez ſouvent, n'a rien de dangereux; elle ſoulage ſur le champ, & fait ceſſer tous les accidens.

Quelques Nourrices ſe ſervent de leurs ongles pour faire cette opération; mais cette pratique eſt dangereuſe.

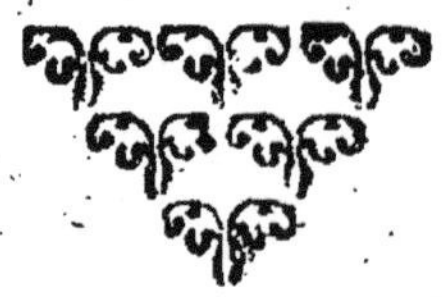

ARTICLE II.

De la douleur des Dents des Adultes.

LA douleur des Dents des Adultes n'eſt pas moins cruelle que celle des Dents des petits Enfans ; elle eſt quelquefois ſi vive, qu'elle fait perdre la raiſon.

Quelquefois la douleur ne ſe fait ſentir qu'à la Dent, quelquefois auſſi aux parties voiſines.

Cauſe. Cette maladie dont il s'agit, n'eſt pas l'effet de la Carie, ou de quelques autres vices des Dents, dont nous parlerons dans la ſuite. Elle n'eſt cauſée que par l'inflammation du Perioſte, ou de la Membrane nerveuſe, qui tapiſſe la Cavité de l'Alvéole, ou des parties Nerveuſes qui aboutiſſent aux Racines des Dents.

Diagnoſtic.

Le caractere de l'Odontalgie n'eſt pas équivoque. On a un ſentiment violent & aigre avec tenſion, rougeur & chaleur, qu'on ſent principalement vers la Racine; mais quelquefois aux Gencives de tout un côté de la Mâchoire, quelquefois à toute la Tête. Cette Méchanique n'eſt pas difficile à comprendre, quand on fait réflexion que la Membrane qui couvre auſſi les Gencives & tapiſſe la Bouche, & que les Nerfs de la cinquiéme Paire qui vont aux Dents, envoyent des Rameaux aux Joues, aux Gencives & aux Muscles du Visage.

Prognostic. Les Parties affligées, & le caractere de l'humeur qui produit l'Odontalgie, rendent la douleur des Dents plus ou moins dangereuse.

Si l'Odontalgie est produite par un air froid, ou par quelques causes légeres, on n'a rien à craindre de dangereux ; mais si elle est accompagnée de fâcheux Simptômes, comme de Fiévres, de Convulsions, les Membranes du Cerveau sont en risque d'être enflammées, & jettent le Malade dans un danger évident.

Dans l'Odontalgie on doit avoir en vûe d'appaiser la douleur, de dégonfler les Joues & les Gencives, & de faire disparoître les autres fâcheux Simptômes qui ont coutume d'accompagner cette Maladie. Cure.

La Saignée, les Topiques doux & anodins, les Remedes pris intérieurement, capables de détruire les différentes causes de l'Odontalgie, rempliront ces vûes. Si la Maladie est grande, on aura recours à la Saignée du Pied.

Les Cataplâmes émollients & anodins, comme ceux de Mie de Pain & de Lait, ou ceux d'Herbes émollientes appliquées sur la Joue, en diminueront la Tenſion & la douleur.

Les Maſticatoires âcres, & les Gargariſmes d'Eau ſpiritueuſe, me paroiſſent plus propres à augmenter la douleur qu'à la diminuer. Il eſt mieux de ſe ſervir de Figues graſſes bouillies dans du Lait; on les tient ſur les Gencives, & le Lait dans lequel elles ont bouillies, ſert à gargariſer la Bouche; cela détend & humecte les Parties.

Il arrive que la douleur des Dents eſt quelquefois produite par une humeur pituiteuſe, alors on pourroit prendre par le nés, ſur tout le matin, quelques Poudres Céphaliques, telle que celle d'Iris de

Florence mêlée avec du Tabac. Je préfere la suivante.

℞. Iris de Florence, une demie once,

Fenugrée,

Enula Campana,

Racine de Véronique,

Angélique de Boheme, de chacune demie once,

Euphorbe, demi gros.

Racine de Persil de Macédoine, demie once:

Pulvérisez le tout grossiérement, & prenez-en en guise de Tabac.

Ceux dont la Pituite se porte à la Tête, peuvent en prendre souvent pour évacuer la Pituite qui tomberoit sur les Dents.

Les Vessicatoires guérissent quelquefois la douleur

des Dents, parce que les liqueurs ſe portent toujours vers l'endroit où l'équilibre eſt rompu, & vont par conſéquent en moindre quantité aux environs de la Dent.

Si l'Odontalgie eſt produite par une humeur hipocondriaque, ſcorbutique ou vérolique, il faut avoir recours aux Remedes capables de détruire ces Maladies.

Paſſons aux maladies particulieres des Dents.

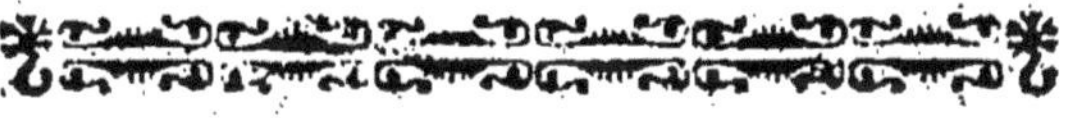

SECTION PREMIERE.

De la Carie des Dents.

LA Carie eſt une Corroſion de la ſubſtance des Dents. Nous

Nous n'en admettons qu'une espece, quoique nous en reconnoissions deux Causes. Celles qui commence par attaquer l'extérieur de la Dent, n'est que l'effet de l'action des substances corrosives externes. Au lieu qu'on ne sçauroit attribuer la Carie des parties internes qu'aux Sucs âcres qui devoient servir de nourriture à la Dent. Ainsi la Carie extérieure n'est point produite par une humeur âcre qui vient du dedans; car une Carie naissante qu'on emporte par la lime, ne revient plus, quoique les Sucs externes soient toujours les mêmes. *Cause.*

On doit raisonner ainsi de la Carie, qui commence par

D

attaquer la ſubſtance interne de la Dent : car elle ne ſçauroit venir d'une cauſe externe; puiſque la Carie ne ſe communiquant aux parties éloignées qu'en détruiſant peu à peu les parties antérieures, l'extérieur de la Dent ſeroit détruit avant l'intérieur; ce qui eſt contraire à l'expérience.

Il faut donc que les Sucs que tranſmettent les Vaiſſeaux dans la ſubſtance de la Dent étant âcres & corroſifs, en détruiſent les parties internes; & que d'un autre côté le reſte des Alimens acides dans le ſéjour qu'ils font ſur les Dents, joints aux Sels âcres & à la Salive, faſſent impreſsion sur l'Email, l'altere & le ronge, ce qui arrive le plus souvent entre les Dents, ou vers le Collet, ou dans le milieu de la Couronne, à cause de la facilité qu'ont les Alimens à y rester. Aussi remarque-t'on que les Enfans, & ceux qui n'ont pas l'attention de nétoyer leurs Dents, sont attaqués de cette Maladie.

Diagnostic. Au reste, il n'est pas difficile de connoître la Carie extérieure; on apperçoit d'abord un petit point noir, dont l'impression est superficielle, mais qui s'agrandit & pénétre peu à peu la substance de la Dent.

Mais la Carie interne ne se reconnoît que par la Sonde

& par les lensations doulou-reuses qu'en a le Malade.

Progno-stic. La Carie des Dents est très-incommode, lorsqu'elle pénétre jusqu'au Nerf ; elle cause de grandes douleurs. Le chaud & le froid deviennent insupportables. La Carie fait un mal incurable, puisque les parties cariées ne redeviennent jamais saines. plus la Carie est éloignée du Nerf, moins la douleur est grande.

Non seulement la Carie détruit toute la Dent, mais encore celles qui sont voisines ; & si l'on en arrête le progrès, elle produira des fluxions aux Joues, des tumeurs, des Abcès, qui causeront des ravages étranges par l'inflammation qui se communique tantôt entre les Gencives & les Alvéoles, tantôt entre les corps des Muscles de la Face & le Périoste, tantôt entre le Périoste & les Os ; enfin elle produit des Abcès & des Fistules aux Mâchoires.

Cure.

La Cure de la Carie est plus ou moins difficile, selon le degré où la Carie est parvenue. Quand elle est naissante, on y remédie par le moyen de la lime ; mais si elle a commencé à pénétrer la substance, il faut en borner le progrès, en ôtant légérement la noirceur qui est dans le trou, en y mettant quelque Essence pendant quelques jours avec du Coton, & en la remplissant de Plomb.

On peut conſerver les Dents ainſi plomblées pendant toute la vie ; elles ſervent comme les autres Dents à la maſtication: on fait remettre d'autre Plomb quand il vient à tomber.

L'Eſſence ſuivante eſt bonne pour appaiſer les douleurs des Dents, cauſées par la Carie.

℞. Eſprit de Vin, demi ſeptier, meſure de Paris,
Piretre, un gros,
Canelle en poudre,
Gérofle, de chacun deux onces.

Mettez le tout dans une Bouteille que vous expoſerez au Soleil.

On en imbibe du Coton qu'on met dans la Dent cariée, & qu'on renouvelle deux fois par jour.

Si l'on n'est point en commodité d'avoir des Essences, un Cloux de Gérofle mis dans le creux de la Dent peut appaiser la douleur, aussi-bien qu'un peu de Racine de Piretre, un peu de Noix de Galle, de Camphre ou de Racine d'Angélique de Boheme.

Si la Carie est entre deux Dents, & tellement située qu'on ne puisse y rien introduire, il faut limer la Dent à l'entrée de la Carie, & y faire une ouverture pour y introduire le Coton imbibé d'Essence de Canelle ou de Gérofle. On doit prendre garde de ne point faire cette ouverture trop longue en dehors.

Il suffit qu'on y puisse passer la lime, qui ne doit être taillée que d'un côté. On tâche de limer par-dessous & en ovale.

Si le Nerf est découvert, & le trou assez grand, on introduit le bouton de feu qui brûle la superficie du Nerf; alors on y met du plomb pour la défendre des impressions du froid & du chaud.

Il arrive quelquefois que la Carie ne pénétre pas jusqu'au Nerf; mais qu'il est recouvert par une portion de la Dent que la meilleure Essence ne peut pénétrer: alors il faut faire chauffer les feuilles de Plomb qu'on veut mettre dans le trou de la Dent.

Mais

mais si la sensibilité en empêche, on peut se contenter de boucher le creux avec du Coton, ou y introduire plusieurs fois le bouton rougi au feu, avec la précaution de presser & d'y rester peu, crainte de fendre la Dent.

Quand la Couronne de la Dent est entierement détruite par la Carie, & qu'il ne reste que la Racine dans l'Alvéole, on peut l'y laisser si elle n'est pas trop sensible, autrement on se sert du Cautere actuel. Mais si malgré toutes ces précautions la puanteur dans la Bouche & les autres accidens subsistent, il en faut venir à l'Extraction.

On a coutume de se servir de plusieurs sortes d'Instrumens pour cette opération, Pour moi je suis dans l'usage de me servir du Pélican préférablement à tout autre. Il peut enlever commodément toutes les Dents, & même les Racines : j'en ai de différentes grandeurs & grosseurs, selon la situation & la grosseur des Dents que je veux arracher.

Les Pélicans à manche & à roue de buis me paroissent les meilleurs & les plus commodes. Deux pourroient suffire, un fait à l'ordinaire, & l'autre à branche plus étroite par le bout, afin qu'il puisse passer entre les Canines & les Incisives.

Quand donc j'ai fait asseoir

le Malade sur un siége un peu plus bas & à ma portée, j'appuye sa tête entre mon corps & mon bras gauche; j'ouvre les Levres avec les doigts de cette même main; je pose sur la Mâchoire à côté de la Dent la branche du buis du Pélican que j'ai garni d'un linge blanc; j'appuye du côté opposé le crochet du fer du Pélican sur la Racine de cette même Dent, que j'assujettis bien; & appuyant sur le manche du Pélican, j'enleve facilement toutes sortes de Dents sans les déchausser, à moins que leur Couronne ne soit entierement cachée dans leurs Gencives, ou que la Gencive ne soit trop adhérante. Crainte d'Hémorragie il faut avoir de l'eau & du vinaigre, ou de l'eau mêlée avec le suc d'un Citron dont le Malade se lavera la bouche.

Si l'Hémorragie est considérable, on met en usage l'Eau Stiptique, ou bien on se sert d'un papier imbibé trois fois d'eau de Rabel & séché successivement, dont on remplit le creux de l'Alvéole qui fournit l'Hémorragie. J'ai employé aussi avec succès le Bol d'Arménie en poudre, mêlé avec un peu d'eau & de sel : je trempe dans ce mélange un petit tampon de Charpie que je mets dans l'Alvéole, je mets un second tampon par-dessus celui-ci, je les assujétis avec les doigts, ou avec un bouchon de liege que l'autre

Mâchoire presse pour lui servir de point d'appui.

Cette opération ne s'exécute point dans les Fluxions, ni pendant la grossesse, ni pendant les mois; cependant je l'ai fait souvent sans accidens, & je croi que dans la nécessité l'on peut l'entreprendre, n'y ayant que la peur qui fasse tout le danger.

Quand dans une Fluxion il se fait un abcès, il ne faut pas différer à ôter la Dent. Cette opération cause quelquefois quelque gonflement; mais il n'y a rien à craindre, & quelques jours après le gonflement se dissipe; il faut seulement avoir soin de ne pas s'exposer à l'air froid & à un grand vent.

Quand il reste un petit bout de Racine dans l'Alvéole, la Gencive pousse peu à peu ce petit bout dehors.

Mais il peut arriver qu'en voulant tirer une Dent, on la casse dans son corps; soit qu'une Carie interne l'ait minée de façon que le reste de la Dent ne puisse résister à l'Instrument, soit qu'elle tienne si fort à l'Alvéole qu'on ne puisse l'ôter sans la casser. Si on ne ressent aucune douleur, on la laisse dans cet état; mais si elle devient trop sensible, ce qui arrive à cause du Nerf qui est à découvert, il faut l'ôter. Quand cela n'est pas possible, le meilleur remede est d'appliquer deux ou trois fois sur le Nerf un bouton de fer rougis, qui en le brûlant, termine la douleur : on agit de même pour toutes les Dents qui auront été caſſées par quelques coups, chutes ou autres accidens.

Lorſque les premieres Dents ſe noirciſſent & ſe carient, on ne doit pas les ôter que le plus tard qu'il eſt poſſible, parce qu'elles ſont très-tardives à venir. Quand il y a de la douleur, de la fiévre & un gonflement ſur les Joues, la Carie de la Dent n'en eſt pas toujours la cauſe, c'eſt quelquefois une humeur qui ſe jette ſur ces parties. Dans ce cas, les lavemens, les bouillons rafraîchiſſans ſont très-bons : on fait ſouvent laver auſſi la Bouche avec de l'eau tiéde, dans laquelle on aura fait bouillir de l'Orge & de la Racine de Guimauve.

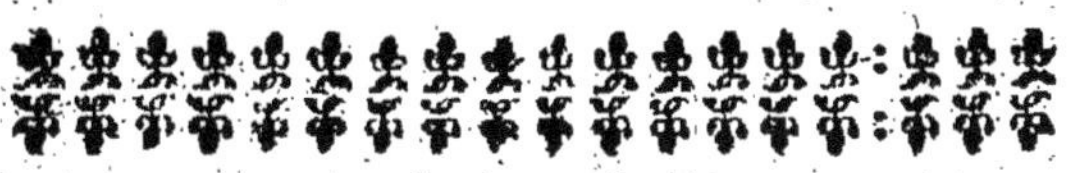

SECTION II.

De la Mobilité des Dents.

IL arrive assez souvent que les Dents branlent, & sont chancelantes dans leur Alvéole.

Causes. Il y a bien des causes qui peuvent concourir à cette mobilité. Quelquefois c'est le vice du Sang qui produit la molesse, le gonflement & la corrosion des Gencives, ou la destruction de la Racine des Dents ; le plus souvent c'est le Tartre formé par les restes d'Alimens, par le Limon, par des Sels âcres & par la Salive amassée depuis long-tems sur les Dents & sur les Gencives, qui affoiblit le ressort de ces parties, les détruit, & laisse les Dents sans appui. Souvent des coups ou des efforts violens les ébranlent & les déracinent, même des abcès entre leurs Racines & les Alvéoles, détruisent leur union & leur adhérence.

Diagnostic.

Il n'est pas difficile de reconnoître la mobilité des Dents au toucher.

Quoique l'ébranlement des Dents ne paroisse pas de conséquence, cette Maladie cependant mérite de l'attention, non seulement pour les Dents qu'on eſt en danger de perdre ; mais encore pour les cauſes, qui ſouvent ſont graves, & peuvent jetter dans des accidens capables de perdre toute la Bouche. Il faut donc remédier au plûtôt à cette Maladie, en détruire leurs cauſes, corriger les Sucs pernicieux qui abrevent les Gencives & les rongent, fortifier ces parties, & leur donner du reſſort.

Pour remplir la premiere vûe, il faut avoir recours aux remedes généraux, & en venir à ceux qui conviennent à la cauſe de la Maladie, & travailler au raffermiſſement des Dents ; ce qu'on peut exécuter en aſſujétiſſant les Dents branlantes, & en ôtant avec ménagement le Limon & le Tartre qui est autour d'elles.

On remplit la seconde vûe, en piquant les Gencives avec la pointe d'un Cure-Dent, ou avec quelque Instrument d'Acier convenable ; par ce moyen on les délivre des mauvais Sucs qui les gonflent : on les lavera ensuite avec quelques Eaux détersives & Vulnéraires convenables, & avec des Gargarismes convenables à la souree de la Maladie.

SECTION III.

De la Chute des Dents.

LA chute des Dents est la suite de leur mobilité ;

elle a les mêmes causes que leur ébranlement ; mais elle arrive aux Vieillards , quoiqu'ils ayent leurs Dents fort saines. Car le Suc nourricier qui passe par l'ouverture située à l'extrêmité de leurs Racines, n'y vient qu'en petite quantité , & ne les unit qu'imparfaitement aux Alvéoles & aux Gencives. Louis XIV. Roy de France a vêcu plus de quarante ans sans avoir des Dents à la Mâchoire supérieure.

Cela peut arriver aussi à des personnes moins âgées par une Paralisie des Fibres nerveuses qui entourent la Racine des Dents ; ce qui fait , qu'étant presque découvertes , leur chute doit suivre par l'effort de la Mastication.

Prognostic. La chute des Dents annonce plus d'incommodités que des choses funestes. Elle nous empêche de bien broyer les Alimens, nous expose à des indigestions, nous prive de l'agrément de la voix, de la fermeté de la prononciation, jette la Bouche & le Visage dans une difformité désagréable.

Tant de malpropreté & de défauts doivent nous faire éviter un si grand mal, ou nous engager à le réparer autant qu'il est possible.

Cure. La chute des Dents de Lait se répare par les soins de la nature. Il n'en est pas de même de celles des Adultes;

car elles ne ſçauroient être réparées ni par l'Art, ni par la Nature; tout ce qu'on peut faire, c'eſt de prévenir cette chute, en affermiſſant les Gencives par quelques Eaux Déterſives, Aſtringentes, dont on ſe lavera la Bouche plusieurs fois dans la journée, & en remédiant à la mobilité des Dents.

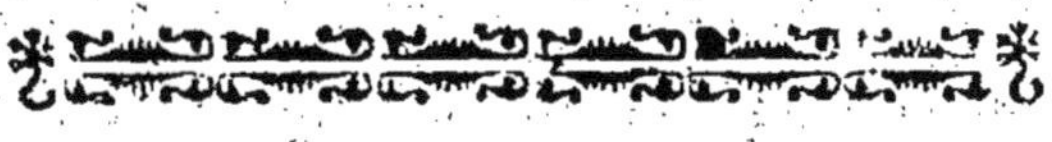

SECTION IV.

Du Craquement des Dents.

LE Craquement eſt un bruit que produit la Mâchoire inférieure par le mouvement involontaire & convulſif de ſes Muſcles. Car les

Muscles Abducteurs & Adducteurs obligeant la Mâchoire inférieure de se porter vers la supérieure, les Dents de l'une & de l'autre s'entrechoquent. Ce mouvement prompt & réïtéré produit le Craquement que l'on entend. *Cause.*

Prognostic. Ce bruit est très-ordinaire dans le froid extérieur & dans les fiévres intermitentes; alors le Craquement n'annonce rien de funeste. Celui qui arrive à certaines personnes pendant le sommeil, n'est pas plus à craindre; mais elles trouvent leurs Dents usées par le frottement jusqu'à la Gencive, sans avoir ressenti beaucoup de douleur, sans s'appercevoir de la cause & du bruit que fait ce Craquement.

Cure. Le Craquement des Dents produit par le froid , ou celui qu'on obſerve dans les fiévres intermitentes ſe calme par la chaleur. S'il eſt produit par quelques cauſes malignes , on n'en guérit que par l'éloignement de cette malignité ; mais ſi un mouvement convulſif de la Mâchoire inférieure en fait toute la cauſe , on ſaigne , on purge & on calme ces mouvemens par les Antilpaſmodiques.

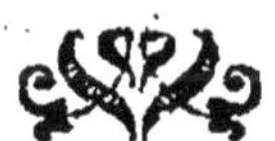

SECTION

SECTION V.

De l'Agacement des Dents.

L'Agacement des Dents est une impression importune qui se fait sentir aux Nerfs plus ou moins vivement selon la force de la cause qui le produit.

On en admet de deux sortes; une externe, & l'autre interne. La cause externe est l'air agité par certains raclemens, ou par le Suc acerbe & austere de certains fruits cruds qu'on aura mâché. *Cause.*

La cause interne, est un Sang âcre & mélancolique;

une Pituite mordicante qui font beaucoup plus d'impreſſion ſur les Dents que toute autre cauſe externe.

J'ai guéri une perſonne de Nom d'un Agacement qui ſe faiſoit ſentir à toutes les Dents. Cette Maladie ne lui laiſſoit la liberté de ſe faire entendre que par écrit, car il ne pouvoit point parler ; la ſource d'un ſi grand mal étoit un chagrin. Je l'ai guéri dans peu de jours.

Prognoſtic. L'Agacement eſt fatiguant & déſagréable. Quand il eſt produit par une cauſe externe, il n'a rien de dangereux, & ſe guérit facilement. Il ſe diſſipe même ſans le ſecours de l'Art, & ſans laiſſer aucune fâcheuſe impreſſion aux

Dents ; mais quand il est produit par une cause interne, il est beaucoup plus sensible, & pourroit entraîner dans des accidens fâcheux, si l'Art n'y apportoit du secours.

Cure. Pour corriger l'Acide acerbe & Astringent qui produit l'Agacement des Dents, on met en usage les Antiscorbutiques, & par préférence les feuilles de Pourpier dont on frote les Dents & les Gencives. On fait laver la Bouche avec le Suc des mêmes Plantes.

Si l'Agacement est produit par quelque cause interne, il faut adoucir le Sang par de fréquentes boissons. Je me suis servi avec succès de la Ptisane suivante.

Prenez trois pintes d'Eau commune, que vous ferez bouillir avec deux petits morceaux de Réglisse; quand l'eau commencera à bouillir, vous jetterez dedans un gros Citron, ou deux petits coupés par morceaux avec quatre onces de Sucre, un demi septier de Vin blanc; ensuite vous ôterez le tout du feu: & quand la Ptisane sera froide, vous la mettrez dans des Bouteilles que vous garderez pour l'usage. La dose est de quatre ou cinq verres par jour.

Il faut aussi avoir soin de se laver la Bouche souvent avec des Gargarismes, tels que celui-ci.

℞. Vin & Eau-de-Vie, de

chacun demi septier, mesure de Paris,

Miel & Sucre, de chacun quatre onces,

Canelle & Gérofle, de chacun un gros,

Feuilles de Sang de Dragon,

De Romarin,

Et de Myrrhe, de chaque, demi gros,

Et deux Oignons de Lys.

Faites bouillir le tout ensemble pendant un demi quart d'heure; on le passe quand il est froid, & on s'en sert ensuite comme il est dit.

Il y a plusieurs autres Maladies des Dents que j'aurois pû placer ici; mais comme elles semblent avoir plus de rapport avec celles des

Gencives, ou plus de liaiſon avec les moyens que nous enſeignerons pour conſerver les Dents, nous remettrons à en parler dans leur lieu.

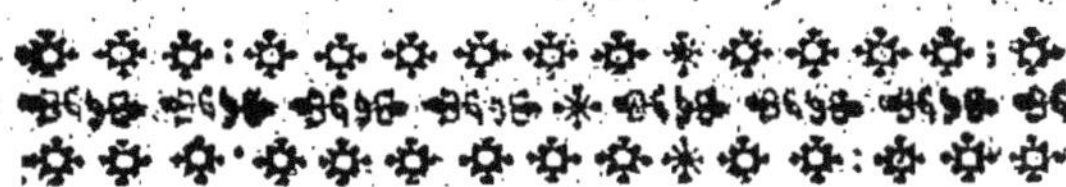

CHAPITRE II.

Des Maladies des Gencives.

LEs Gencives ſont des parties charnues qui entourent & enveloppent les Dents. Elles s'étendent à chaque Mâchoire, & forment deux bandes en demi cercle qui aboutiſſent au fond de la Bouche. Elles couvrent les deux faces de tout le bord des Alvéoles, & ſe continuent à toutes les

Dents : elles environnent le Collet de chacune d'elles, & s'y attachent très-étroitement.

L'usage des Gencives est non seulement d'orner la Bouche, mais encore d'affermir les Dents dans l'Alvéole, de garantir leurs Racines des injures de l'air, & de l'action des Alimens.

Les Gencives ne sont qu'une même continuité dans les Enfans, & couvrent entierement les Alvéoles : elles ne sont divisées qu'à la sortie des Dents.

Leur structure est singuliere, & leur tissu extrêmement serré & à ressort. Il est formé par la Membrane commune de la Bouche, & par le Périoste des Mâchoires. Il n'eſt pas immédiatement attaché à l'Os ; mais il eſt uni intimement au Párioſte : il eſt couvert d'une Membrane fine forte, & de ſurface égale. Cette ſurface paroît être une continuité de la Membrane mince qui va aux Levres, aux Joues & à celle qui va à la Langue : elle recouvre auſſi la Racine des Dents.

Les Gencives ont des Vaiſſeaux Sanguins en très-grand nombre ; c'eſt ce qui conſtitue leur rougeur. Les Rameaux qui leur portent du Sang, viennent de l'Artere Carotide externe. Il eſt repris par les Ramifications de la Veine Jugulaire externe antérieure.

La cinquiéme Paire de la Moëlle

Moëlle allongée donne un Nerf Maxillaire supérieur, & un Nerf Maxillaire inférieur, qui fournissent ceux des parties entre les Ramifications qui y sont amplement dispersées, & qui viennent de la portion dure du petit Nerf Simphatique, qui communique avec les Nerfs de la cinquiéme Paire en plusieurs endroits.

On voit par la structure des Gencives combien une partie affectée peut en intéresser d'autres, & avec combien de facilité la lésion de l'une se fait sentir à l'autre, aux parties voisines, à toute la Tête & à un grand nombre des parties du Corps.

Ces Maladies qui sont assez

nombreuſes, peuvent ſe réduire à quatre eſpeces, qu'il ſuffit de bien connoître pour ſçavoir toutes les autres. Ces quatre eſpeces ſont, les Tumeurs inflammatoires, les Excroiſſances, les Ulcéres & les Fiſtules.

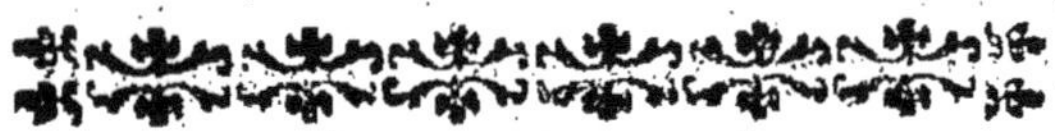

ARTICLE I.

Des Tumeurs inflammatoires des Gencives.

ON appelle généralement Tumeur, toute groſſeur augmentée de quelques parties que ce ſoit. La partie affectée, la maniere dont les Tumeurs ſe forment, & la matiere dont elles ſont formées en font tout le caractere.

La cause la plus ordinaire est le Sang & les Humeurs qui s'en séparent ; mais comme ces Humeurs sont de différentes natures, les Tumeurs qu'elles forment sont de différentes especes, & sont sujetes à différentes altérations. Les unes se font par congestion; les autres par fluxion, c'est-à-dire, que les unes se forment insensiblement, & les autres subitement.

Celles que le Sang produit par fluxion, s'appellent Tumeurs inflammatoires ; ainsi la Tumeur inflammatoire qui se fera dans les Gencives, sera une élévation causée par un engorgement & un embarras de Sang artériel arrêté dans les Vaiſſeaux Capillaires de ces parties. Cette Tumeur prend le nom de *Parulis*, de deux mots Grecs, qui ſignifient près des Gencives.

Cauſe. La cauſe prochaine eſt un amas de Sang qui gonflent ces parties, en dilatant le diamétre de leurs Vaiſſeaux outre meſure ; mais ce Sang peut y être arrêté, ou parce qu'il n'eſt pas repris par les Veines en même quantité qu'il vient dans les Arteres, ou parce que quelques corps étrangers preſſant les Vaiſſeaux, intercepte le cours des Humeurs, ou parce que les Liqueurs échappées rempliſſant les Interſtices des Fibres, bouchent le paſſage au Sang, & intérompt ſon mouvement.

Outre les coups & les chutes, l'air extérieur, les eaux croupies y ont aussi beaucoup de part; aussi les fluxions & le gonflement des Gencives sont-elles plus communes sur les Ports de Mer & dans les Pays froids & aquatiques, comme en Hollande & en Angleterre, où j'ai été mandé plusieurs fois pour ces especes de Maladies.

Diagnostic. Il est aisé de connoître les Tumeurs inflammatoires des Gencives, à la vûe & au toucher; la rougeur, la chaleur, la douleur & la tension en sont inséparables.

Prognostic. La cause qui produit la Tumeur inflammatoire, les rend plus ou moins considérables, & les suites plus ou moins fâcheuses.

Lorſqu'il n'y a point de Sang extravaſé, & que la Tumeur eſt ſuperficielle, elle ſe termine ordinairement par réſolution, au lieu qu'elle a coutume d'abcéder, lorſqu'elle eſt fort élevée & d'un rouge vif, & que la grande chaleur eſt jointe à un épanchement de Sang.

Beaucoup de dureté & de réſiſtance au toucher, peu d'ardeur & de rougeur, dénotent une Tumeur qui dégénere en ſchirre.

Quand une Tumeur aux Gencives a été toujours conſidérable, quoique la rougeur & la chaleur diminuent, la partie ceſſe d'être ſenſible, & tombera bien-tôt en pourriture.

Les Tumeurs qui se terminent par résolution, se dissipent plûtôt ou plus tard, selon les causes qui les produisent, ou le progrès où elles sont parvenues.

Quand l'Inflammation est considérable, elle se communique aux Joues & aux autres parties voisines. Le rapport & la liaison qu'elles ont ensemble, suffisent pour en convaincre.

Le Parulis ne peut parvenir à la résolution que par deux voyes ; par l'insensible Transpiration, & par le rétablissement du cours du Sang dans les Vaisseaux où il avoit coutume de couler. Mais comme à force de Tension les Vaisseaux pourroient le laisser échapper étant contraire à la résolution, il faut commencer par l'y conserver ; ensuite diviser le Sang, faciliter la sortie par la Transpiration, & soustraire les obstacles qui s'opposent à son mouvement.

Pour prévenir la rupture des Vaisseaux, il faut les désemplir, en ayant recours à la Saignée & à la Diette. On doit régler la quantité de Sang que l'on doit tirer sur la grandeur de l'Inflammation. Si l'on est obligé de faire plusieurs Saignées, on ne doit pas les éloigner les unes des autres. En vuidant les Vaisseaux, non seulement on diminue pour l'ordinaire la Tumeur & la Tension, mais on ralentit la douleur.

Dans la vûe de rendre le Sang plus fluide, on fait boire beaucoup le Malade. Sa Ptisane ordinaire peut être faite avec la Racine de Guimauve. On débarasse les premieres voyes par des Lavemens de Décoction d'Herbes émollientes.

Le Malade aura soin de tenir sur la Tumeur une ou deux Figues grasses cuites dans le Lait, pour donner lieu à la Transpiration, & déboucher les Pores des parties enflammées. Il faut se servir de Lait tiéde, dont on se gargarise la Bouche. On n'obmettra point l'application des Cataplâmes de Mie de Pain & de Lait sur la Joue enflée.

Si l'Inflammation eſt cauſée par quelques Dents cariées, & que les chaires gonflées permettent de prendre la Dent, il faut l'arracher ſur le champ.

Lorſque l'Inflammation eſt conſidérable, que les Remedes qu'on vient d'indiquer n'ont pû diſſiper l'Humeur, il faut faire deux ou trois fois par jour de petites Scarifications aux Gencives pour les faire ſaigner le plus que l'on peut; & en vûe de dégorger davantage les petits Vaiſſeaux, on fait tenir ſouvent de l'Eau tiéde dans la Bouche, ou même une Eau de Racine de Guimauve. On peut ſe ſervir auſſi du Gargariſme ſuivant.

℞. Alun de Roche, un gros,
Miel, demie livre,
Eau-de-vie, demi septier,
Vin d'Alicant à son défaut,
Bon Vin rouge, demi sepptier,
L'Ecorce d'un Orange aigre,
Gérofle,
Canelle, de chacun demi gros,
Sucre, demie livre:

Faites bouillir le tout pendant un quart-d'heure, laissez-le rafroidir; faites-en la colature que vous garderez pour l'usage dans une Bouteille. On s'en lave la Bouche plusieurs fois par jour après avoir fait saigner les Gencives; mais avant il faut avoir ſoin de nétoyer les Dents, ôter les Limons ou le Tartre qui ſe trouvent entr'elles & les Gencives, & paſſer le Cure-Dent le plus qu'il eſt poſſible.

Quand les Joues ſont intéreſſées, on prend de la Laine graſſe imbibée d'Huile de Camomille ou de Lys, qu'on applique bien chaudement ſur ces parties pendant quelques jours.

Si par quelques coups ou chutes le Sang s'eſt extravaſé dans ces parties, on peut ſe ſervir de quelque Eau ſpiritueuſe.

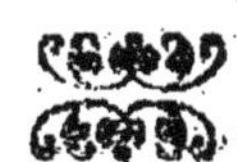

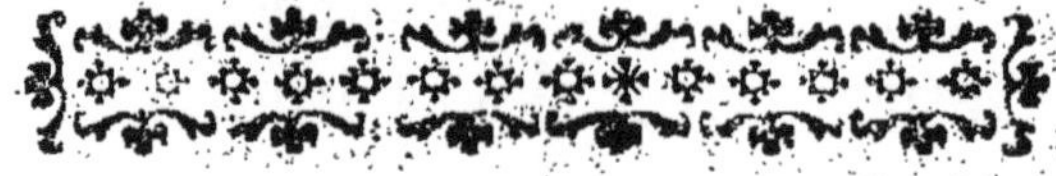

ARTICLE III.

Des Abcès des Gencives.

QUand le Sang qui forme la Tumeur des Gencives ou des autres parties de la Bouche est sorti de ces Vaisseaux, c'est en vain qu'on attend la résolution.

Les Vaisseaux rompus n'ayant plus de point d'appui, ne sçauroient chasser le Sang ni le transmettre aux autres parties ; au contraire, leurs Fibres longitudinales & orbiculaires se retirent, contractent leurs Orifices & bouchent le passage au Sang.

Celui-ci s'arrête en partie, & l'autre est forcé d'entrer dans les Vaisseaux entiers. Il les dilate irrégulierement; ceux-ci se contractent de même, dissipent les parties les plus subtiles du Sang qui est hors de la circulation, séparent & brisent les Vaisseaux déja déchirés, qui ne peuvent plus agir sur les Liqueurs; agitent, atténuent & désunissent les parties globuleuses du Sang arrêté; enfin produisent cette Liqueur blanchâtre qu'on appelle Pus. Ainsi on ne doit attribuer la matiere du Pus qu'aux parties fibreuses & globuleuses du Sang, & aux débris des Vaisseaux brisés par les oscillations des autres.

La présence du Pus se connoît à la vûe & au toucher. La Tumeur est ordinairement en pointe, & on sent la fluctuation.

Mais quand le Pus n'est point encore formé, il y a tous les Simptômes de l'Inflammation ; car le Sang arrêté dans les Vaisseaux rompus s'accumule & le distend de plus en plus, d'où naissent les douleurs, la tension, la rougeur, & la chaleur.

Le Sang qui étoit auparavant rapporté par plusieurs Vaisseaux, ne pouvant plus être transmis si facilement par un si petit nombre, dilatera encore les Vaisseaux de la partie ; mais comme ceux-ci ne sçauroient être dans un

Prognostic. pareil état de violence, ſans que ceux-là ne ſoient ſecoués auſſi-bien que les parties avec leſquelles ils communiquent, il ſurviendra une chaleur par tout le corps, des douleurs, des friſſons & la fiévre. L'on doit prendre garde de ne point trop tarder à ouvrir l'Abcès ; car il y auroit à craindre qu'il ne devint Fiſtuleux.

Les Abcès des Gencives de la Mâchoire ſupérieure ſont moins à appréhender que ceux de la Mâchoire inférieure, à cauſe de la pente naturelle qu'a la matiere.

Cure. Quand la Tumeur ſe diſpoſe à la Supuration, il faut que l'Art aide à la nature. Dans cette vûe on met ſur

les

les Gencives une Figue grasse rôtie sur les charbons, on applique sur les Joues un Cataplâme de Pulpes d'Herbes émollientes.

Il faut être attentif à la fluctuation; car pour peu qu'elle se fasse sentir, on doit donner issue à la matiere, pour ne pas lui donner le tems de pénétrer jusqu'à l'Os, ou de s'étendre jusqu'aux parties externes du Visage.

On doit faire l'ouverture dans l'endroit le plus mol, & qui céde à l'impression du doigt vers la partie où la matiere peut avoir plus de pente. Il faut que cette ouverture soit proportionnée à la grandeur de l'Abcès, & l'entretenir ouverte quelque tems pour en mondifier le fond ; & procurer promptement la cicatrice, de peur qu'il ne vienne Fiſtuleux. Auſſi-tôt après l'opération on preſſe la Tumeur pour faire ſortir la matiere ; enſuite on lave la Bouche avec du Vin tiéde, qu'on continue pendant deux ou trois jours.

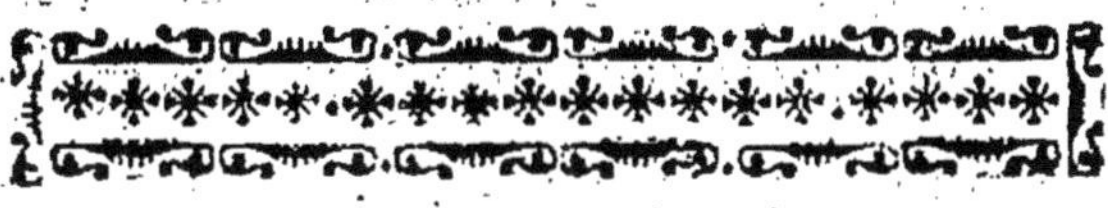

ARTICLE IV.

Des Excroiſſances aux Gencives.

L'Excroiſſance aux Gencives eſt un gonflement ou une élévation des chairs tantôt molles, blanchâtres &

indolentes, & tantôt dures, rougeâtres & douloureuses, selon le caractere de l'Humeur qui la produit. On a donné le nom d'*Epulis* à ces sortes d'Excroissances de deux mots Grecs, qui signifient dehors des Gencives.

Quand une Limphe épaisse & visqueuse gonfle les Gencives, la Tumeur est blanchâtre, spongieuse, squireuse & indolente, & ce sont la plûpart des Vaisseaux limphatiques qui sont engagés. Mais il arrive quelquefois que les Vaisseaux sanguins obstrués sont en plus grand nombre, & qu'un Sang privé de la quantité requise de Limphe les remplit; alors l'Excroissance est d'un rouge épais, la Tumeur eſt douloureuſe & ſujete à des ſaignemens fréquens.

Diagnoſtic. On ne ſçauroit méconnoître ces Excroiſſances à leur couleur, leur figure, leur conſiſtance & leur durée. Elles ſortent des Gencives, laiſſant une baſe circonſcripte, la congeſtion s'en eſt faite peu à peu : elles parviennent juſqu'à la groſſeur d'un œuf ; ſouvent quand il s'en trouve pluſieurs, elles ſe joignent & forment une Tumeur très-conſidérable.

Prognoſtic. Ces Excroiſſances dans leurs principes n'ont rien de fâcheux ; mais elles deviennent très-incommodes juſqu'à empêcher de broyer les Alimens & de parler. Pour peu qu'on les négligent, elles jettent dans des tristes situations. Elles deviennent squirreuses, carcinomateuses: elles carient les Os de la Mâchoire, & produisent des Ulcéres & des Fistules, souvent incurables. Au reste il faut faire choix des Remedes convenables à la grandeur & à la cause du mal.

Les petites Excroissances qui viennent aux Gencives à l'occasion d'un Chicot resté dans l'Alvéole, ou de la présence d'une Esquille de la Mâchoire; car il arrive quelquefois qu'en ôtant une Dent, il se rompe un peu de l'Alvéole. Ces petits morceaux d'Esquilles qui restent entre la Gencive & la Mâchoire ne pouvant sortir que long-tems après, il se forme de petites Bubes. Ces Excroissances, dis-je, doivent être coupées de tems en tems, suivant le besoin, sans autre préparation.

Pour les autres, comme outre le Vice Local, elles ont quelque mauvais levain à détruire: Elles ont aussi besoin de quelques préparations. Ainsi on commencera à faire saigner le Malade & le purger. Il prendra quelques Lavemens avec le Miel de Nénuphar.

La purgation peut être telle.

℞. Catholicum double, une once.

Mane, deux onces,

Sel Végétal, un gros:

Mettez le tout dans un demi septier d'Eau de Chicorée ; faites la colature que le Malade prendra le matin.

Pour la Ptisane ordinaire.

℞. Six Racines de Patience Sauvage, coupez-les par morceaux ; après les avoir lavées, faites bouillir dans trois pintes d'eau pendant un demi-quart-d'heure; ôtez du feu & la passez, & la gardez pour l'usage. Il faut en boire trois verres par jour ; sçavoir, un le matin à jeun; le second, une heure auparavant le dîner ; & le troisiéme, une heure auparavant le souper.

Après ces Remedes généraux, il en faut venir à l'extirpation, & avoir soin de les faire saigner pendant quelque tems ; ensuite on se lavera la Bouche avec la composition suivante.

℞. De l'Eau de Plantain, demi septier,

Eau Rose, Vin blanc, de chacun demi septier,

Eau-de-Vie, une chopine,

Miel de Narbonne, Sucre, de chacun trois onces,

Canelle, Gérofle, de chacun demi gros,

Alun, un gros,

Feuilles de Mirthe, une poignée,

Lys, deux onces :

Faites bouillir le tout un bon quart-d'heure, passez & gardez dans des Bouteilles. On s'en rince la Bouche plusieurs fois par jour ; mais si ces Excroissances sont sanguines & carcinomateuses, on peut les couper & les faire saigner le plus qu'il est possible.

On

On peut ensuite se laver la Bouche du Gargarisme suivant.

℞. Vin rouge, Eau-de-Vie, de chacun demi septier,

Eau commune, chopine,

Miel de Narbonne, quatre onces.

Canelle, Gérofle, de chacun un gros,

L'Ecorce d'un Citron coupée par morceaux,

Sucre, un quarteron,

Un peu de Sauge & de Romarin,

Alun pulvérisé, marqué ci-dessus, un gros.

Faites bouillir le tout, & le passez; on bassine les Gencives avec un linge trempé de ce Gargarisme.

Si le gonflement des Gencives cache quelques Dents gâtées, il faut les arracher, & on se trouve parfaitement guéri.

Les Gonflemens engendrés par une Humeur scorbutique, demandent à être scarifiés. On peut même les emporter s'ils sont d'une grosseur extraordinaire. Ensuite on se gargarise la Bouche avec quelques Eaux spiritueuses & Vulnéraires, ou avec quelques Lotions Antiscorbutiques, dans lesquelles entrent le *Sumac*, le Cochléaria & le Cresson infusés dans le Vin blanc & l'Eau-de-Vie.

Enfin, il faut se conduire pour l'intérieur selon l'Humeur qui a produit & entretient ces Excroissances, & se souvenir s'il y a du Tartre entre les Dents & les Gencives de l'ôter, autrement les Remedes ne produiroient aucun effet.

ARTICLE III.

Des Ulcéres des Gencives & des Fistules.

L'Ulcére des Gencives est une solution de continuité faite & entretenue dans leurs Fibres par une Humeur séreuse, qui en empêche la réunion.

Nous en admettons de deux sortes; une dont le fond est

étroit & l'entrée large, & retient le nom d'Ulcére : l'autre au contraire a l'entrée étroite & le fond large. On l'appelle Fiſtule.

Cauſe. Une Humeur âcre & corroſive qui ronge & détruit les Fibres charnues, eſt la cauſe immédiate des Ulcéres de ces parties. Mais cette Humeur ne vient pas toujours d'un Sang vicié ; c'eſt ſouvent le Tartre & la Salive corrompue par ſon ſéjour entre les Gencives & les Dents, une Eſquille, une Dent cariée ou la Mâchoire, des Abcès, des Excroiſſances négligées qui fourniſſent cette Humeur rongeante.

Diagnoſtic. Les Ulcéres des Gencives ont leurs bords plus ou moins durs

& gonflés. On y sent des Callosités, non seulement à l'endroit des Ulcéres, mais aussi à sa circonférence. La matiere qui en sort, & qui empêche la réunion, n'est pas un Pus, mais une Sanie, dont l'odeur est plus ou moins insupportable, selon sa malignité.

Prognostic.

Un Ulcére simple & léger n'offre rien à craindre; mais s'il se trouve quelques Sinus caverneux des duretés & des callosités, il est plus difficile à guérir.

Le caractere de l'Ulcére est bien plus mauvais, & demande bien plus d'attention quand la Carie de la Mâchoire le produit. Car si ces sortes d'Ulcéres sont négligés, l'Os devient ſpongieux, & eſt abrevé d'une matiere viciée; les chairs deviennent baveuſes & ſaignantes; les parties voiſines s'engorgent, leur reſſort ſe détruit, la puanteur, les douleurs violentes & les inſomnies terminent enfin une vie depuis long-tems inſupportable au Malade.

Dans la guériſon des Ulcéres, on doit avoir deux choſes en vûe; ſçavoir, de rendre louable les Sucs nourriciers, s'ils ſont altérés, & de les faire parvenir ſans altération juſqu'aux derniers Vaiſſeaux qui ſont les bords de l'Ulcére.

Pour détruire la malignité de l'Humeur dominante, il faut ſaigner & purger le Malade, le mettre à l'usage des Bouillons rafraîchissans & amers, & lui faire garder une diette sévere.

Les Bains mêmes sont conseillés par les meilleurs Praticiens. Si c'est une Humeur particuliere qui infecte le Sang, on prescrira des Remedes convenables aux caracteres de cette Humeur.

Mais ce n'est pas assez d'avoir purifié la masse du Sang, il est encore nécessaire qu'il reste tel jusqu'aux bords de l'Ulcére. Il faut donc détruire ce qui peut l'altérer dans son chemin, ou ce qui peut l'empêcher d'y parvenir.

Or, dans un Ulcére il n'y a que les Callosités, les embarras dans les Parties par où il doit passer, les Chairs baveuses & sans ressort qui puissent ralentir ou arrêter son cours que la Sanie de la Carie des Dents ou de la Mâchoire qui puisse interrompre son chemin ou son retour dans la masse du Sang, en détruisant par son âcreté les derniers Vaisseaux. Aussi on emportera ces duretés, & on coupera les Chairs baveuses. Si c'est un Ulcére Fistuleux, on le dilatera jusques dans le fond, n'y laissant aucune bride, & emportant toutes les Callosités.

Quand on aura ainsi dégagé les Gencives, il sera aisé d'ôter les Dents gâtées, ou de porter sur la Carie de la Mâchoire les Remedes convenables. On fera des injections Détersives & Vulnéraires, & on y portera des petits Bourdonnets imbibés dans la Teinture de Mirrhe & d'Aloës, ou de Baume de Fioranenti.

On pensera l'Ulcére avec un Digestif animé au moins deux fois par jour. On aura soin de détendre les autres Parties gonflées, soit avec des Gargarismes ou Lotions, ou avec des Cataplâmes émollients.

L'Ulcére simple se guérit en consumant les Callosités qui empêchent la réunion, & en ôtant la cause qui peut les entretenir, comme les inégalités de la Racine de quelques Dents, ou quelques Chicots.

L'ART DE CONSERVER LES DENTS.

TROISIE'ME PARTIE.

Des moyens de conserver les Dents en bon état.

APRE'S avoir parlé de la nature des Dents & de leurs Maladies, il reste à prescrire les moyens de les conserver en bon état. Ils se réduisent à deux ; ſçavoir, à redreſſer la Nature dans ce qu'elle a de défectueux, & éloigner tout ce qui peut altérer la beauté des Dents.

Cette beauté conſiſte dans leur égalité, dans leur arrangement & dans leur blancheur.

Ces trois qualités eſſentielles des Dents forment la matiere de cette troiſiéme & derniere Partie.

CHAPITRE I.

De l'Egalité des Dents.

L'Egalité des Dents contribue non ſeulement à l'ornement de la Bouche, mais encore à la Mastication. La rencontre des Dents des deux Mâchoires, & la pression requise pour pénétrer, diviser & broyer les Alimens, demandent cette Egalité.

Mais elle n'est pas toujours constante. Le Suc nourricier ne se distribue pas toujours en même proportion à toutes les Dents; d'ailleurs il arrive que quand il manque une Dent, celle de l'autre Mâchoire qui lui répond n'étant plus pressée ni bornée par son Antagoniste, s'étend & sort hors du niveau; souvent il arrive aux Enfans, sur tout à ceux qui ont été noués, que l'extrêmité supérieure de leurs Dents est comme une scie, de peur qu'en mangeant il ne s'en fasse quelques éclats ; il faut limer ces petites pointes.

On corrige aussi les autres défauts par la Lime ; mais il faut prendre garde qu'en trop limant, la Dent ne devienne trop sensible. Il vaut mieux qu'elle reste un peu plus longue que les autres, & s'épargner l'importunité de cette douleur.

Quand cette inégalité a pour cause la Carie, comme cette Maladie augmente tous les jours, & qu'elle ronge sans cesse la Dent, on en vient à l'opération, sans avoir égard à l'âge ; mais dans toutes autres occasions à moins qu'on ait atteint l'âge de huit à dix ans, & même plus tard, on ne doit point l'entreprendre.

On est quelquefois obligé de la faire à plusieurs reprises à cause de la sensibilité des Dents: car il y a des personnes dont les Dents sont recouvertes de si peu d'Email, que le moindre mouvement leur cause de la douleur.

Cette sensibilité est aussi propre à de certaines Dents à cause de la grosseur de leurs Nerfs, telles sont les Oeilleres, & celles qui sont à côté des quatre Incisives de la Mâchoire supérieure.

On diminue aussi quelquefois la longueur des Dents Incisives de la Mâchoire inférieure. J'ai fait cette opération à quantité de personnes; leur Visage est devenu plus court, les Joues plus pleines

& la Mastication plus aisée.

Ces inégalités ne se rencontrent pas toujours dans la longueur ; on en trouve sur la face des Dents & aux Racines : on lime les premieres, & on remédie aux secondes, en arrachant la Dent ; car la pointe de ces Racines perçant les Gencives, cause des Excoriations, des Inflammations, des Abcès & des Ulcéres.

Feu Monsieur le Duc de Berry, Petit-Fils de Louis XIV. avoit une grosse Dent Molaire, dont la Racine perçoit l'Alvéole de la Mâchoire supérieure du côté droit. Elle avoit pénétré dans le corps de la Joue, de sorte que la rougeur & l'Inflammation

mation se faisoient voir extérieurement. Feu M. Maréchal, alors premier Chirurgien du Roy, fut d'avis d'ôter la cause du mal. Je fus mandé pour faire cette Opération, que j'exécutai avec succès par le moyen du Pélican ; alors les accidens cesserent, & le Prince fut parfaitement guéri en peu de tems.

Les Gencives se détachent souvent, & laissent une partie de la Racine d'une Dent à découvert ; quelquefois toute la Racine se trouve à nue, lorsque l'Alvéole manque par la partie antérieure de la Mâchoire. Mais comme la Gencive ne s'en est séparée que peu à peu, cette Racine découverte s'accoutume auſſi peu à peu au chaud & au froid. On peut même manger ſur cette Dent, quoique déchauſſée, parce qu'elle tient encore dans la Mâchoire par une ou deux autres Racines, ou par les Dents voiſines. Il ne faut pas ôter ces ſortes de Dents, à moins que la partie altérée ne ſe communique aux autres Dents.

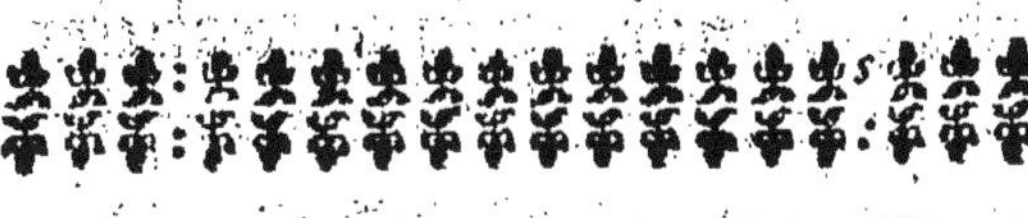

CHAPITRE II.

De l'Arrangement des Dents.

L'Ordre & l'Arrangement des Dents n'eſt pas un des moindres ornemens de la Bouche ; il contribue non ſeulement à la

Mastication, mais encore à la conservation des Dents ; car outre que les Dents mal rangées, qui ne se rencontrent pas, ne peuvent pénétrer ni diviser les Alimens, elles retiennent encore dans leurs Interstices les restes qu'on a peine à ôter, & qui par leur séjour rongent & détruisent leurs substances.

Or, ce désordre ne consiste que dans un vuide causé par l'absence de quelques Dents, ou par leur déjection. Nous allons examiner cette matiere plus au long dans les deux Articles suivans.

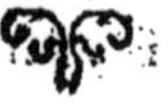

ARTICLE I.

De l'Interruption dans l'Arrangement des Dents.

L'Abſence d'une Dent qui eſt tombée, ou qui a été arrachée à deſſein ou par hazard, interrompt l'ordre & la continuité des Dents. On doit dire la même choſe d'une Dent, dont le corps, ou une partie du corps eſt enlevé par la Carie, ou par un effort de quelques corps étrangers. L'Art nous fournit deux moyens de réparer le déſordre; ſçavoir, la ſubſtitution des Dents naturelles ou artificielles.

Le premier moyen n'a lieu que dans l'instant qu'on arrache la Dent ; & le second peut se pratiquer dans toute autre occasion. Ainsi, lorsqu'une Dent, par quelque cause que ce soit, ne sçauroit être conservée, on peut mettre en sa place une pareille Dent, qu'on arrache sur le champ dans une Bouche étrangere : mais outre qu'il faut qu'elle soit de la même espece, la Racine doit être de la même longueur, grandeur & grosseur.

La difficulté qu'il y a de trouver cette parfaite similitude, est cause qu'on ne fait cette opération qu'aux Incisives. Au reste, il vaudroit encore mieux que la Dent à placer fut un peu plus courte & plus petite, & que la Gencive couvrit un peu de l'Email de la Dent. Mais avant de commencer l'opération, il faut examiner si le Nerf ou la Dent, ou la Racine qu'on veut ôter sont vives, & si celui de qui vous prenez la Dent à transplanter, est sain. Il faut que ce soit un jeune homme de douze à quinze ans.

On commence par déchausser la Dent mauvaise, afin de conserver la Gencive, & dans le même instant qu'on l'a arrachée, on ôte la Dent saine, qu'on place sur le champ dans l'Alvéole. Si la Couronne étoit trop longue, il seroit bon, pour ne point perdre de tems, de la diminuer avec une Meule de Gagne-Petit.

Quand la Dent est bien placée, on presse légerement les Gencives sur elles, & on la lie aux Dents voisines avec du Fil d'or de ducat; on la laisse en cet état vingt ou trente jours. S'il est besoin, on se lave la Bouche quatre ou cinq fois dans la journée avec de l'Oxicrat, ou avec quelques Gargarismes Astringens. On doit éviter de manger dessus, & ôter les restes d'Alimens qui pourroient s'être mis entre la Dent & le Fil d'or. Quand la Gencive est bien reprise, & que la Dent ne branle plus, on peut ôter le Fil, & continuer le même soin pour cette Dent que pour les autres.

Ces Dents naturelles durent long-tems : il y a des perſonnes de l'un & de l'autre ſexe qui en conſervent encore, & qu'il y a près de trente ans que j'ai miſe.

Une Dame s'étant caſſée auprès de la Gencive une Dent que je lui avois tranſplanté il y avoit plus de quatre ans, ſouffroit des douleurs très-violentes. Je me tranſportai chez elle ; je trouvai le Nerf de cette Dent extrêmement gonflé, & auſſi ſenſible qu'il avoit été à toute autre Dent. J'arrachai cette Racine, & je lui remis une autre Dent naturelle, qui a tenu comme la premiere.

Mais la Dent qu'on veut arracher

arracher n'est pas toujours vive, ou manque souvent depuis long-tems; alors on employe les artificielles, qui ne sont pas moins utiles, puisqu'outre qu'elles soutiennent les Joues, & qu'elles réparent la difformité du Visage & de la Bouche, on parle, on mange, on boit avec la même facilité.

Pour faire ces Dents artificielles, on employe ordinairement les Dents de Bœuf, l'Ivoire, la Dent de Cheval Marin & les Dents Humaines. On proportionne les matieres avec la Lime, & encore mieux avec la Meule à la grandeur, à la longueur & à la figure de celles qu'on veut remplacer.

L

Quand la Racine d'une Dent ſaine & ferme reſte dans l'Alvéole, on adopte par le moyen d'un Pivot, le corps d'une Dent artificielle, dont la baſe ſoit large à proportion de la Racine reſtée dans l'Alvéole. Mais s'il ne reſte point de Racine, ou qu'elle ne ſoit pas aſſez ferme pour ſoutenir la Dent artificielle, il faut la faire tenir avec un Fil de Soye ciré, ou un Fil d'or de Ducat, qu'on attache aux Dents voiſines. Ce Fil traverſe le corps de la Dent qu'on a percé à la partie Latérale ſupérieure & inférieure.

Si la figure des Dents voiſines laiſſoit couler le Fil, ou qu'elles fuſſent branlantes, on le croiseroit entre ces deux Dents, en avançant toujours de même jusqu'à ce qu'on trouve une Dent solide sur laquelle on attache les deux bouts de Fil. S'il manque plusieurs Dents de suite, on en figure des semblables sur une piéce d'Os, qu'on perce aux deux extrêmités pour les attacher comme ci-dessus. Mais s'il ne reste point de Dents aux Mâchoires, on fait deux Rateliers entiers : on les attache avec de petites Lames d'Acier, dont le ressort tient le Ratelier supérieur ferme, tandis que celui d'en bas, lorsqu'ils sont placés dans la Bouche, suit le mouvement de la Mâchoire inférieure.

Comme les Dents artificielles ſont long-tems imbibées de la Salive, auſſi-bien que le Fil de ſoye qui les attache, & pourroient être dommageables à la Bouche, il eſt bon d'en avoir pluſieurs pour pouvoir changer.

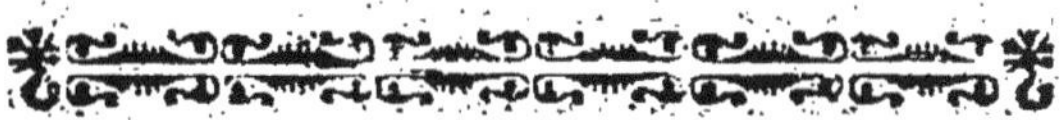

ARTICLE II.

Des Dents déjettées.

QUand les Dents ſecondes croiſſent, elles trouvent de la réſiſtance du côté de la Dent de Lait. Elle eſt quelquefois ſi grande, qu'elle perce la Racine de la Dent de Lait, & les deux Dents de Lait ſe confondent enſemble.

Après cela, est-il surprenant si les Dents de Lait secondes pénétrent & prennent une mauvaise situation, à moins qu'on ôte les Dents de Lait qui s'opposent à leur sortie.

Mais comme tout le monde n'est pas à portée d'avoir un Opérateur-Dentiste, voici un expédient qui peut suppléer à ce défaut. D'abord qu'on s'apperçoit de l'ébranlement de la Dent, il faut la lier avec un Fil, & l'emporter. Mais il arrive quelquefois que cette Dent qui branle, ne peut être enlevée en dehors à cause des deux voisines qui anticiperont sur celle-ci, en pareil cas il faut la lier, & tâcher de l'attirer en dedans, ou bien passer une piéce de deux ſols entre la Dent à ôter & la voiſine ; en tournant cette piéce vous ôterez la Dent.

Si on s'apperçoit qu'une Dent pouſſe hors du rang des autres , il faut arracher la Dent voiſine, à moins qu'elle ne ſoit une des ſecondes ; alors on ôteroit celle d'auprès , pourvû qu'elle ne ſoit pas encore revenue. Cet inconvénient n'arrive pour l'ordinaire qu'aux Inciſives , rarement aux Canines, jamais aux groſſes Molaires ; car une Molaire ne peut ſortir que par la place que lui fait la premiere. L'Alvéole qui eſt plus épaiſſe ſur les deux côtés aux Mâchoires faiſant toujours une forte réſiſtance, ne contribue pas peu à sa direction.

D'ailleurs, la premiere Dent dirige encore par ses Racines écartées la seconde Dent qui s'y trouve emboëtée, au lieu que les Incisives & les Canines ne sçauroient être dirigées par les Racines qui sont en pointe, & plus propres à les déranger. Il faut donc être attentif à ôter ces premieres Dents; mais il faut faire cette opération à propos: car si on arrachoit trop tôt une Dent de Lait, on s'exposeroit à emporter avec elle une petite portion de la Mâchoire, qui est alors trop tendre, ou à enlever le Germe de la deuxiéme Dent. Comme cette faute seroit irréparable, il vaudroit bien mieux hazarder que la Dent fut de travers, que de se tromper si désavantageusement.

Il faut donc bien examiner si la Dent de Lait est en état d'être arrachée, ce qu'on reconnoît à sa mobilité, à moins que cette Dent ne soit serrée par les deux voisines; en ce cas outre le mouvement qui a coutume de la faire distinguer, la couleur terne & blanchâtre des Dents premieres, ne laissent point de contribuer à la faire connoître, & par-dessus tout la grande expérience du Chirurgien-Dentiste. Si malgré toutes ces précautions quelques Dents panchent, il faut les redresser. Cette opération ne se fait qu'à des personnes au-dessous de vingt ans, quoiqu'il me soit arrivé d'avoir redressé des Dents luxées à des Adultes : je les repoussois doucement dans leur place naturelle ; ensuite je les assujétissois aux autres Dents, à la faveur d'une Lame d'or ou d'argent, percée de plusieurs trous. J'y passois des Fils cirés, que je liois aux autres Dents.

Le régime du Malade doit être simple & humectant. Il ne doit prendre que des Bouillons, des Potages & des Oeufs frais pendant quinze jours ou trois semaines. On doit aussi avoir soin de lui faire laver la Bouche avec des Liqueurs Astringentes. Cette opération ne se fait pas sans difficulté ;

car il faut que l'Alvéole obéisse, autrement on ne pourroit pas redresser les Dents. Aussi ne la fait-on pas avec violence, de peur de rompre quelques morceaux de l'Alvéole, ce qui empêcheroit la Dent d'y être ferme. On ne peut redresser que les Dents Incisives, & quelques-unes des Canines, parce que ces Dents n'ayant qu'une Racine, se mettent plus aisément dans la situation qu'on veut leur faire prendre.

Lorsqu'une Dent se dérange en s'écartant de ses voisines, ou s'approche sur l'autre, on la tire tout doucement du côté opposé à sa pente, & on l'attache sur les Dents voisines avec une Soye bien cirée, ou un Fil d'or. Si par quelque chute ou quelque coup une Dent tombe, on peut la remettre dans sa place & la lier comme ci-dessus. Il arrive quelquefois que les Dents ne peuvent reprendre leur rang, à cause de leur trop grande largeur ou grosseur, ou à cause de celle des Dents voisines; premiere chose qu'il faut examiner avant d'entreprendre l'opération. On doit commencer par la diminuer, puis ramener celle qui est panchée dans sa place convenable, & l'assujétir aux Dents voisines avec une Soye.

S'il y a beaucoup de Dents mal rangées, pour ménager la personne, il ne faut pas les redresser toutes à la fois. S'il y a une ou plusieurs Dents de celles qu'on appelle de Soubre-Dents, ou Dents hors de leur place, il faut les ôter sans effort & tout doucement; car outre les accidens qu'elles peuvent causer, sur tout celles qui croissent à la partie extérieure de la Mâchoire, elles défigurent encore le Visage en pressant les Levres & les Joues. S'il arrive que les Dents des Mâchoires ne se rencontrent pas : par exemple, si les Incisives de la Mâchoire supérieure ne rencontrent pas celles de la Mâchoire inférieure, mais qu'elles portent sur elles, il est aisé de faire sortir celles de la Mâchoire inférieure, en les liant, comme il a été dit, avec une petite Lame d'Acier, ou d'Or ou d'Argent, un peu plus en ovale qu'à l'ordinaire sur le milieu.

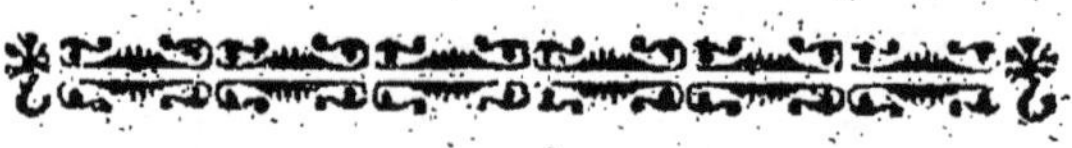

CHAPITRE III.

De la Blancheur des Dents.

EN vain la Nature a travaillé à défendre les Dents des injures des corps externes par la dureté de l'Email dont elle les a recouvert, si l'attention & les soins ne se joignent à elle pour les mettre à couvert de l'impression de la Salive & des Alimens qui ternissent leur éclat.

L'Art a trouvé le moyen de conserver cette blancheur.

Mais avant de les enſeigner, il eſt bon de commencer par détruire les déſordres qui nuiſent à cette belle qualité. Car la conſervation de la Blancheur ne conſiſte pas ſeulement dans certains ſoins que l'on doit prendre des Dents pour éloigner ce qui peut altérer leur beauté ; il faut encore détruire cette altération quand la négligence y a donné lieu.

ARTICLE I.

Du Tartre ou Tuf des Dents.

LE Tartre ou Tuf des Dents, eſt une matiere

dure, & une espece de Croute qui recouvre les Dents & les Gencives, & qui devient quelquefois si considérable, qu'on le prendroit pour un seul Os, qui tient toute la Mâchoire. J'en ai ôté, dont l'épaisseur surpassoit celle de deux écus, & même plus. J'ai vû une personne entr'autres à qui le Tuf étoit devenu d'une grosseur si démesurée, qu'il s'étoit joint d'une Mâchoire à l'autre, & empêchoit le mouvement de la Mâchoire inférieure. Il ne lui restoit qu'une petite ouverture pour passer le Bouillon, ou quelqu'autres choses pour nourrir le Malade. Personne ne connoissoit ce mal, & on le croyoit sans remede. Je fus mandé. J'examinai la Bouche, un Limon produit par la Salive joint au Tartre, faisoit croire d'abord que c'étoit un Chancre. Je nétoyai sa Bouche avec un petit linge, & j'apperçûs que ce n'étoit que le Tuf qui causoit tous ces accidens. Je me mis à opérer ; en moins de deux heures je l'ôtai presque tout. Je continuai à travailler à sa Bouche, & dans l'espace de quinze jours je la mis dans son état naturel. Cet accident n'arrive qu'à ceux qui n'ont pas soin de nétoyer & de laver leurs Bouches : car il se trouve toujours entre les Dents des restes d'Alimens que la Salive, chargée souvent de Sels âcres, détrempe.

Ce Limon pâteux s'attache aux Dents & aux Gencives, se desséche, s'affermit & s'augmente de jour en jour par de nouvelles couches, qui s'appliquent les unes sur les autres.

Ne pourroit-on pas attribuer à ce Tuf ce qu'on raconte de Pyrrhus * & du fils de Prusias Roy de Bithinie, qui au lieu de Dents, n'avoient qu'un Os d'une seule piéce, qui s'étendoit d'un bout de Mâchoire à l'autre; & ce qu'on dit de Drépetine fille de Mithridate Roy de Pont, qui avoit une double rangée de Dents.

* Traité de l'Opinion, Liv. IV. Ch. VIII.

Le Tuf cause des difformités qui choquent la vûë. Il échauffe la Bouche, rend l'haleine puante; gonfle les Gencives; les ramollit, découvre la Racine des Dents, les rend chancellantes, les fait souvent tomber ou les carie, cause des fluxions ou des maux de Tête insupportables, & une infinité d'autres incommodités, qu'il seroit trop long de décrire. Pour remédier à ces désordres, il faut d'abord enlever la cause du mal, ensuite remédier aux accidens qu'elle aura produit.

J'ôte donc ce Tuf, sans quoi tout remede deviendroit inutile; je me sers pour cela de Rugine, de figure & de grandeur convenable. Je fais cette opération à plusieurs reprises, suivant le besoin, quand tout le Tartre est enlevé; & même pendant l'intervale de ces opérations je me sers de quelqu'Eau astringente pour fortifier les Gencives. Ceux qui ont passé par les grands Remedes, & qui ont fait usage de Mercure, doivent se faire nétoyer les Dents, se les frotter avec une Eponge & se bien laver la Bouche, pour qu'il ne reste aucun Limon autour de leurs Dents. Si le Tuf a causé quelques accidens aux Gencives & aux Dents, il faut avoir recours aux Remedes que nous avons indiqué quand nous avons parlé de ces Maladies. Du reste, pour conserver la Bouche dans le bon état où on la vient de mettre, il faut prendre les soins, & se servir des moyens que nous indiquerons dans le dernier Article de cette troisiéme Partie.

ARTICLE II.

Couleurs contre nature qui ſurviennent aux Dents.

L'On ſçait que les Dents ſont principalement compoſées de deux ſubſtances ; une blanche extérieurement, & dure qu'on appelle Email. L'autre plus tendre & noirâtre, qui eſt intérieure.

La ſubſtance blanche eſt faite de Filamens perpendiculaires que fournit la ſurface de la ſubſtance interne. Ce n'eſt que de petits Vaiſſeaux où ſe dépoſent une matiere plâtreuſe ; ils s'avancent quelquefois dans la ſubſtance interne, qui paroît être un tissu de Cellules, où circule le Sang qui vient de la Racine des Dents.

Quand donc les Liqueurs qui les arrosent sont viciées, elles communiquent aux Dents un Suc qui ternit la couleur; d'ailleurs tout ce qui peut enlever cette blancheur, est capable de la rendre noire, puisque la substance externe est blanche, & qu'elle peut être aisément corrompue par des agens externes. Comme l'Email n'a pas toujours la même dureté, il y a des gens plus ou moins sujets à cette Maladie; ainsi les Dents deviennent plus ou moins tendres, plus ou moins jaunes ou noires, selon qu'elles sont plus ou moins diſpoſées à recevoir les impreſſions des agens internes ou externes.

Pour remédier à ces défauts, il faut commencer par nétoyer les Dents légerement, ôter le Limon qui les entoure, faire uſage des Antiſcorbutiques, retrancher tout ce qui pourroit contribuer à ces altérations, comme les Confitures, les Dragées, & autres ſucreries, dont le Suc gluant & corroſif ſe cole entre les Dents; ou ſi l'on en uſe, il faut avoir ſoin de ſe laver la Bouche: mais ſi ces précautions ne ſuffiſent pas pour détruire ces mauvaiſes couleurs, il ne faut pas s'y opiniâtrer; il vaut mieux abandonner ſon entrepriſe, que de s'expoſer à perdre les Dents, en les voulant rétablir dans leur premiere Blancheur.

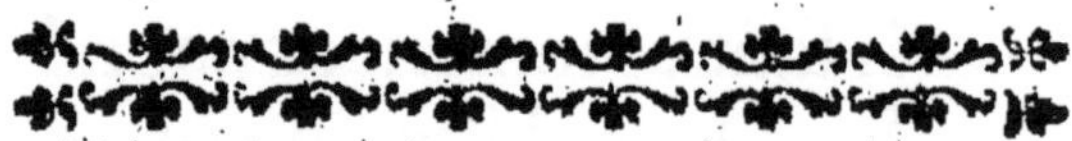

ARTICLE III.

Des moyens de conserver la Blancheur des Dents.

LEs Maladies terribles des Dents & des Gencives, dont nous venons de parler, n'étant que les effets de la négligence à nétoyer sa Bouche & à la conserver nette, l'on conçoit combien est intéressant ce dernier Article, qui est la fin de ce Traité, & la conclusion que l'on doit tirer de tout ce que nous avons avancé. Ainsi tout le fruit de cet Ouvrage se réduit à éviter les écueils où tant d'autres se sont exposés.

La conservation des Dents ne consiste que dans l'éloignement de ce qui peut leur être nuisible. Elles ne peuvent recevoir d'altération que des agens externes ou internes. Les internes sont le Sang ou le Suc qui leur sert de nourriture. Les externes sont l'Air, les Alimens solides, la Boisson & la Salive. Ainsi on ne doit point manger des choses trop âcres ou trop salées, des Alimens indigestes qui ne manqueroient pas d'infecter le Sang; il faut éviter les Boissons de Liqueurs spiritueuses qui altérent les Sucs nourriciers.

Quand

Quant aux Causes externes, il faut avoir soin dans le cours de la journée, sur tout en se levant, & après le repas, de se nétoyer la Bouche. C'est une coutume qu'il est bon de faire prendre de bonne heure aux jeunes gens. Car comme pendant la nuit il s'est attaché aux Dents & aux autres Parties une Humeur pâteuse & gluante, qui pourroit être nuisible dans la suite, & donner une puanteur d'haleine, il faut l'enlever en se lavant la Bouche avec de l'Eau tiéde, ou avec d'Eau & de Vinaigre qui rend l'Eau commune plus pénétrante; par ce moyen on détrempe les Viscosités, & on les enleve plus facilement.

On doit auſſi ſe ratiſſer la Langue avec un couteau d'ivoire ou d'argent ſans tranchant, ou avec un morceau de Baleine pour délivrer cette partie du Limon qui empâte les Houpes nerveuſes ; enſuite on paſſe ſur les Dents un petit linge, ou une petite éponge fine qu'on aura trempé dans l'Eau tiéde. Si les Gencives ſont douloureuſes & un peu gonflées, on peut les faire ſaigner par le moyen d'un Cure-Dent. Au ſortir de table, il faut avoir le même ſoin qu'en ſe levant du lit, ſe laver la Bouche, ſe frotter les Dents pour ôter les reſtes d'Alimens qui demeurent après la Maſtication. Ces Cure-Dents doivent être de Plume ; car ceux de Métail peuvent faire sur les Dents des impressions nuisibles. Il faut aussi éviter les Boissons trop chaudes ou trop froides, les Alimens acides, comme les Confitures, les Dragées & autres sucreries, qui cachent sous leurs Viscosités une substance corrosive qui détruit l'Email des Dents.

Outre ces soins, il est avantageux & même nécessaire de se servir une fois au moins dans la semaine de quelques Remedes plus actifs, capables de décrasser, de polir & de blanchir l'Email des Dents. La composition suivante est très-convenable.

Poudre absorbante pour blanchir & nétoyer les Dents.

℞. Corail rouge, Nacte de Perle, Yeux d'Ecrevisse, Diaphorétique Minéral.	de chacun 4 onces.

Pulvérisez toutes ces Drogues, passez-les dans un Tamis de Soye bien fin, broyez-les sur le Porphire en les humectant avec de l'Eau de Plantain. Formez-en des Trochisques que vous laisserez sécher à l'ombre; remettez le tout en poudre, & le passez par un Tamis fin. Puis mettez cette Poudre dans des

Bouteilles ou dans des Pots de Fayance, & la conservez pour l'usage. Si l'on veut rendre cette Poudre rouge, on y ajoûtera une once de Sang de Dragon pulvérisé. Elle décrasse & blanchit les Dents sans altérer l'Email, & sans irriter les Gencives. Quand on veut s'en servir, on en prend au bout d'une Racine de Guimauve préparée de la maniere que nous indiquerons ci-après, & on s'en frotte toutes les Dents ; on se lave ensuite la Bouche avec de l'Eau. Au lieu de la Poudre dont nous venons de parler, on peut se servir de l'Opiat suivant.

Prenez de la Poudre ci-dessus, une livre. Sang de

Dragon ſubtilement pulvériſé, une once. Mettez ces Poudres dans un Mortier de marbre, ou dans une grande Terrine de fayance; mêlez-y peu à peu une livre de Miel de Narbonne cuit en conſiſtance de Sirop épais, avec quatre onces de Suc de Kermes nouveau, huit onces d'Eau de Plantain, & trois onces d'Eau de Fleurs d'Orange. Remuez & mêlez bien le tout avec une Spatule d'ivoire ou d'argent. Laiſſez cet Opiat dans le même Vaiſſeau, ayant ſoin de le remuer & de l'agiter pendant quinze jours, de l'humecter & l'amollir avec du Miel pour lui conſerver une conſiſtance molle. Au bout de ce tems l'Opiat ne fermentant plus, on pourra la distribuer dans des petits Pots pour l'usage, comme ci-dessus, avec une Racine de Guimauve. D'autres blanchissent leurs Dents avec des Liqueurs acides ou astringentes; mais comme ces Drogues sont trop pénétrantes, & peuvent gâter les Dents, je les passerai sous silence.

Quant à la préparation des Racines de Guimauve, il y en a de plusieurs sortes. Voici celles que j'ai coutume de mettre en usage.

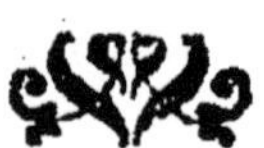

Préparation des Racines de Guimauve.

ON prend la Racine de Guimauve, ou les Tiges que l'on coupe de la longueur qu'on veut; on les lave, on les laisse un peu dans l'Eau bouillante; & après les avoir ôtées & essuyées, on les met dans le Sirop suivant.

℞. Du Miel une quantité suffisante, selon le nombre que vous aurez de Racines avec du Vin & du Sucre, faites bouillir le tout jusqu'à consistance de Sirop. On jette dedans ce Sirop les Racines qu'on y laisse tremper plusieurs jours; ensuite on les ôtera, on les fera sécher, & on les gardera pour l'usage. Les Racines de Luzerne sont préférables à celles de Guimauve.

❖❖❖❖❖❖❖❖❖❖❖❖❖❖❖❖❖❖❖❖

Préparation des Racines de Luzerne.

℞. DEs Racines de Luzerne que vous couperez de la longueur que vous desirerez : vous les raclerez pour ôter la premiere peau ; ensuite vous les laisserez tremper plusieurs jours, puis vous les laisserez sécher. Vous les remettrez dans l'Eau chaude pendant un jour, vous les ferez sécher une seconde fois, & les jetterez dans le Sirop suivant.

℞. Vin de Liqueur, une pinte,

Sucre, une livre,

Miel de Narbonne, deux livres,

Canelle en poudre, deux onces,

Une poignée de Sel commun.

Faites bouillir le tout jusqu'à consistance de Sirop ; jettez-y vos Racines de Luzerne, que vous laisserez bouillir un peu; ensuite vous ôterez ces Racines ; & quand elles seront séchées, vous les garderez pour l'usage. Cette préparation est très-aisée & fort utile ; on peut s'en frotter tous les jours les Dents. Comme ces Racines sont molles, elles servent d'Eponge & de Brosse.

J'ai toujours de ces Racines préparées pour l'utilité du Public. Au reste, il faut pour s'en servir, que le Limon soit mol; car s'il étoit durci, nul Opiat, nulle Liqueur ne pourroient l'enlever. Il faut alors avoir recours à la Rugine. Cet Instrument, fait d'Acier bien trempé, ne cause point de mal dans une main légere, & dressée par une longue expérience. Il en faut avoir une suffisante quantité de différentes grandeurs. Cet Instrument enleve le Tartre & les petites noirceurs ou taches qui se forment entre ou sur les Dents, & autour des Gencives. Cette opération doit se pratiquer une fois ou deux par an; par-là l'on se met à couvert d'une infinité de maux des Dents, qui ont presque toujours leur source dans la négligence, & qui deviennent irréparables dans la suite.

Les réflexions que nous avons faites dans ce Traité sur les Maladies des Dents, & sur les accidens fâcheux qui les accompagnent, doivent réveiller l'attention du Public. Les Peres de famille qui ont des Enfans dans des Pensions ou dans des Communautés, devroient envoyer de tems en tems un Chirurgien-Dentiste pour visiter leur Bouche; & par ce soin s'épargner le repentir du déplorable état où leur négligence exposeroit cette innocente victime.

AVERTISSEMENT.

QUand j'ai commencé cet Ouvrage, je m'étois proposé de donner au Public la composition d'un Elixir pour fortifier & affermir les Dents, & faire croître les Gencives; d'un Opiat qui nétoye & blanchit les Dents, & d'une Essence qui appaise & qui guérit sur le champ leur douleur. Une longue expérience & un grand nombre de succès merveilleux me les ont fait préférer à tout autre Médicament. Je les aurois, dis-je, rendus public, si Mademoiselle Callais,

Eleve que j'ai faite, ne m'eût prié de les lui réserver. Je me suis rendu à ses instances d'autant plus volontiers, que les particuliers n'y perdront rien, l'ayant engagée de les débiter, non seulement au-dessous de ce qu'on les achete dans les Boutiques des Apotiquaires, mais même au-dessous de ce qu'elles couteroient si on les faisoit soi-même en petite quantité. Cette différence ne servira pas peu à augmenter les talens qu'elle a pour cette Profession, & qui l'ont faite distinguer parmi gens de considération, soit par son adresse, & sa délicatesse à limer les Dents, les nétoyer & les arracher; soit par les lumieres qu'elle a acquise pour les autres Maladies & pour leur guérison. De plus, les Pauvres, à qui j'ai toujours donné sans intérêt le secours de ma main, auront aussi gratis ces Remedes, qui ne sont point sujets à se corrompre, & qui peuvent se transporter dans tous les Pays.

Voici leurs usages & la maniere de s'en servir. Il faut commencer par se faire nétoyer les Dents pour ôter le Limon & le Tartre; ensuite on prendra une cuillerée, & même plus de cet Elixir, avec lequel on se rincera & gargarisera la Bouche deux fois par jour, le matin & le soir. L'Elixir conserve la propreté des Dents, prévient les douleurs, dissipe la mauvaise odeur de la Bouche. L'Eſſence eſt admirable pour calmer & guérir ſur le champ la douleur des Dents. Il faut en introduire dans le creux de la Dent malade ou cariée avec un peu de Coton, dans laquelle on l'aura trempé. Les perſonnes qui auront ſoin de mettre de cette Eſſence deux fois par jour pendant ſept à huit jours de ſuite au plus avec un nouveau Coton chaque fois, ſeront entierement & pour toujours délivrées des douleurs que la même Dent pourroit produire, parce que cette Eſſence mortifie, & fait perdre inſenſiblement le ſentiment des Fibres nerveuſes des Dents. L'Opiat eſt extrêmement utile pour les nétoyer

toyer & les blanchir. On en prend avec une des Racines indiquées, ou avec un linge, & on en frotte les Dents avec le bout du doigt : on se lave ensuite la Bouche avec de l'Eau.

Il y a des Pots de différens prix. Les plus petit sont d'une livre dix sols.

Les plus petites Phioles d'Essence & d'Elixir, sont de trois livres.

FIN.

TABLE DES CHAPITRES.

PREMIERE PARTIE.

SECONDE PARTIE.

TABLE.

Fin de la Table.

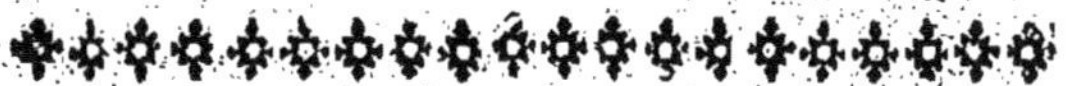

PRIVILEGE DU ROY.

LOUIS par la grace de Dieu Roy de France & de Navarre : A nos amez & féaux Conseillers les Gens tenans nos Cours de Parlement, Maîtres des Requêtes ordinaires de notre Hôtel, Grand Conseil, Prevôt de Paris, Baillifs & Sénéchaux, leurs Lieutenans Civils, & autres nos Justiciers qu'il appartiendra; SALUT. Notre bien amé le Sieur CLAUDE-JAQUIER DE GERAULDLY, Officier de notre très-cher Oncle Louis Duc d'Orleans, Premier Prince de notre Sang, & seul Privilégié pour les Dents de feu de notre très-honoré Seigneur & Bisayeul Louis XIV. de glorieuse mémoire, Nous ayant fait remontrer qu'il souhaiteroit faire imprimer & donner au Public un Ouvrage de sa composition, qui a pour titre : *L'Art de conserver les Dents*; mais craignant que d'autres personnes ne voulussent profiter de son travail, de ses veilles, de son application & des peines & soins qu'il s'est donné pour perfectionner ledit Art, qui a toujours été reçû du Public avec applaudissement, & qui lui feroit un tort considérable, il nous auroit pour cet effet fait supplier de lui accorder nos Lettres de Privilege, par lesquelles il soit défendu à tous Imprimeurs-Libraires, & autres personnes, de quelque qualité & condition qu'elles soient, de contrefaire, vendre, débiter ledit *Art de conserver les Dents*, de sa composition : A CES CAUSES ; voulant traiter favorablemenr ledit Sieur Exposant, Nous lui avons permis & permettons par ces Présentes, de faire imprimer ledit *Art de conserver les Dents*, en un ou plusieurs Volumes, conjointement ou séparement, & autant de fois que bon lui semblera, sur bon Papier & beaux Caracteres, conforme à la feuille imprimée & attachée pour modéle sous le contre-scel des Présentes, & de le vendre, faire vendre & débiter par tout notre Royaume pendant le tems de six années consécutives, à compter du jour de la datte desdites Présentes : Faisons défenses à toutes sortes de personnes, de quelque qualité & condition qu'elles soient, d'en introduire d'Impression étrangere dans aucun lieu de notre obéissance, comme aussi à tous Imprimeurs - Libraires & autres d'imprimer, faire imprimer, vendre, faire vendre, débiter, ni contrefaire ledit *Art de conserver les Dents* de sa composition, en tout ni en partie, ni d'en faire aucuns Extraits, ſous quelque prétexte que ce ſoit d'augmentation ou correction, changement de titre, même en Feuille ſéparée ou autrement, ſans la permiſſion expreſſe & par écrit dudit Sieur Expoſant, ou de ceux qui auront droit de lui, à peine de confiſcation des Exemplaires contrefaits, de ſix mille livres d'amende contre chacun des Contrevenans, dont un tiers à Nous, un tiers à l'Hôtel-Dieu de Paris, & l'autre tiers audit Sieur Expoſant, & de tous dépens, dommages & intérêts; à la charge que ces Préſentes ſeront enregiſtrées tout au long ſur le Regiſtre de la Communauté des Imprimeurs & Libraires de Paris, dans trois mois de la datte d'icelles. Que l'Impreſſion de cet Ouvrage ſera faite dans notre Royaume & non ailleurs, & que l'Impétrant ſe conformera en tout aux Réglemens de la Librairie, & notamment à celui du dix Avril mil ſept cent vingt-cinq; & qu'avant que de l'expoſer en vente le Manuſcrit ou Imprimé qui aura ſervi de Copie à l'Impreſſion dudit Ouvrage, ſera remis dans le même état, où l'Approbation y aura été donnée ès mains de notre très-cher & féal Chevalier le Sieur Chauvelin Garde des Sceaux de France, Commandeur de nos Ordres;

& qu'il en sera ensuite remis deux Exemplaires dans notre Bibliothéque publique, un dans celle de notre Château du Louvre, & un dans celle de notredit très-cher & féal Chevalier le Sieur Chauvelin Garde des Sceaux de France, Commandeur de nos Ordres, le tout à peine de nullité des Présentes : Du contenu desquelles vous mandons & enjoignons de faire jouir l'Exposant ou ses ayans cause, pleinement & paisiblement, sans souffrir qu'il leur soit fait aucun trouble ou empêchement : Voulons que la Copie desdites Présentes, qui sera imprimée tout au long au commencement ou à la fin dudit Ouvrage, soit tenue pour duement signifiée, & qu'aux Copies collationnées par l'un de nos amez & féaux Conseillers & Secretaires du Roy, foi soit ajoûtée comme à l'Original. Commandons au premier notre Huissier ou Sergent de faire pour l'exécution d'icelles, tous actes requis & nécessaires, sans en demander autre permission ; & nonobstant clameur de Haro, Chartre Normande & Lettres à ce contraire : CAR tel est notre plaisir. DONNE' à Versailles le vingt-deuxiéme jour de Décembre, l'an de grace mil sept cent trente-ſix, & de notre Regne le vingt-deuxiéme. Par le ROY en ſon Conſeil.

Signé, SAINSON, *avec paraphe.*

Regiſtré ſur le Regiſtre IX. *de la Chambre Royale & Syndicale des Libraires & Imprimeurs de Paris*, N°. 397. Fol. 359. *conformément au Réglement de* 1723, *qui fait défenſe*, *Article* IV. *à toutes perſonnes, de quelque qualité qu'elles ſoient, autres que les Libraires & Imprimeurs, de vendre, débiter & faire afficher aucuns Livres pour les vendre en leurs noms, ſoit qu'ils s'en diſent les Auteurs ou autrement; & à la charge de fournir à ladite Chambre Royale & Syndicale des Libraires & Imprimeurs de Paris les huit Exemplaires preſcrits par l'Article* CVIII. *du même Réglement. A Paris ce* 29 *Décembre* 1736.

Signé, G. MARTIN, *Syndic.*

www.ingramcontent.com/pod-product-compliance
Ingram Content Group UK Ltd.
Pitfield, Milton Keynes, MK11 3LW, UK
UKHW020140200726
13856UKWH00003B/778